U0100301

大展好書　好書大展

品嘗好書　冠群可期

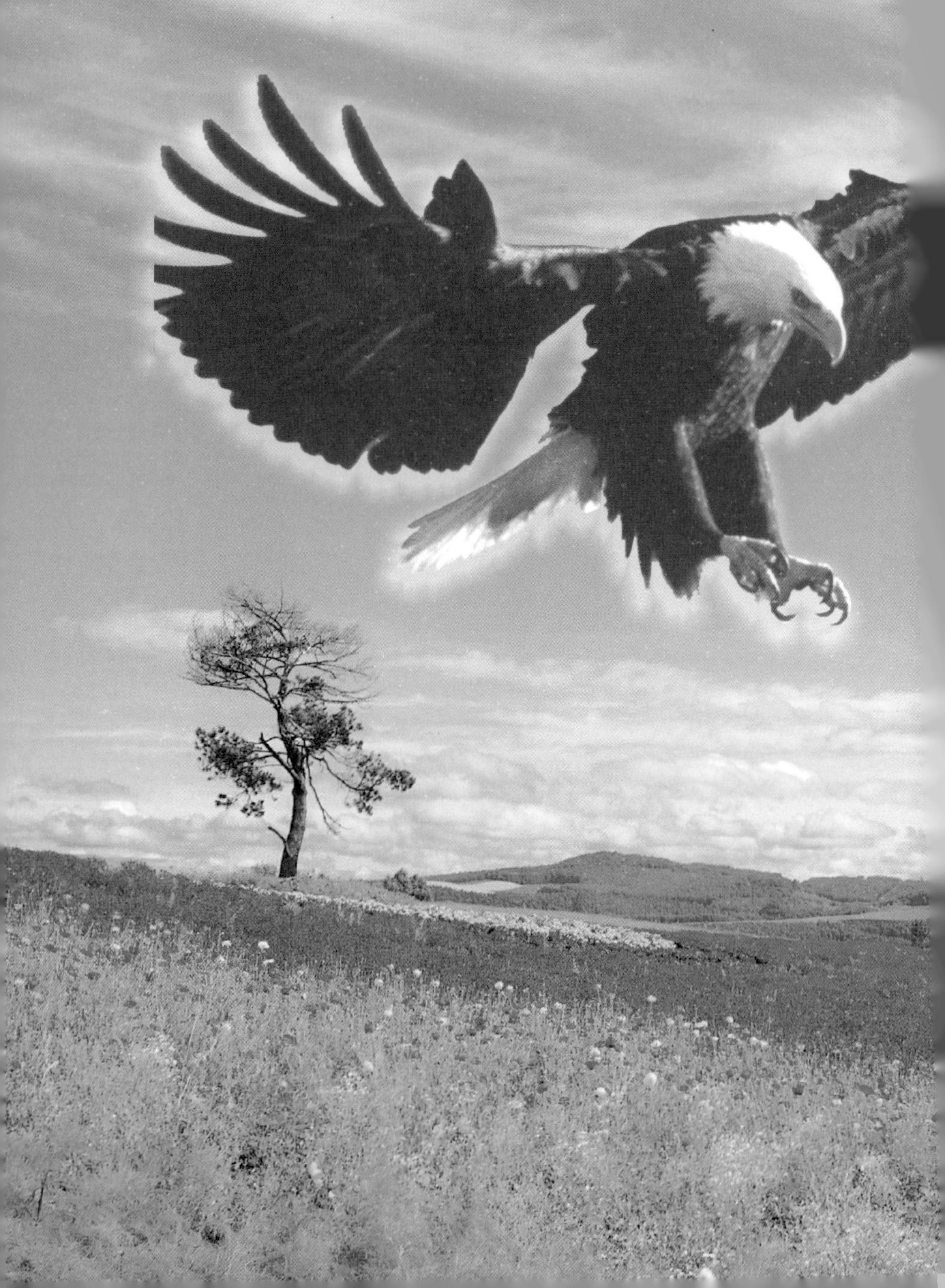

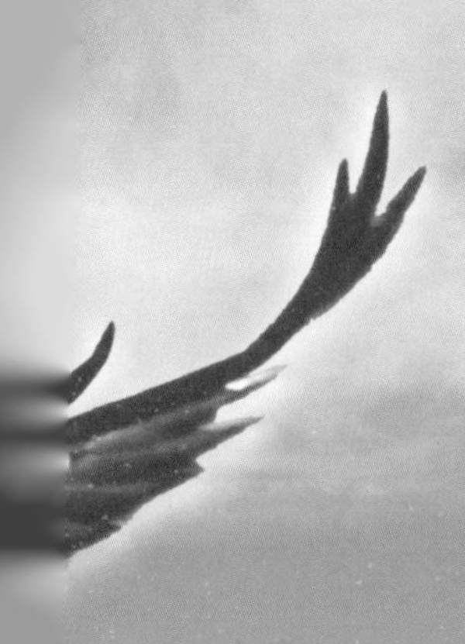

導引養生功 4

九九還童功

附教學光碟

張廣德◎著

大展出版社有限公司

國家圖書館出版品預行編目資料

九九還童功／張廣德　著
－初版－台北市：大展，2005【民94】
面；21公分－（導引養生功；4）
ISBN 957-468-385-0 （平裝：附影音光碟）
1.氣功

411.12　　94006293

北京體育大學出版社・北京體育大學音像出版社
授權中文繁體字版

九九還童功

ISBN 957-468-385-0

著　　者／張廣德
發 行 人／蔡森明
出 版 者／大展出版社有限公司
社　　址／台北市北投區（石牌）致遠一路 2 段 12 巷 1 號
電　　話／(02) 28236031・28236033・28233123
傳　　真／(02) 28272069
郵政劃撥／01669551
網　　址／www.dah-jaan.com.tw
E-MAIL／service@dah-jaan.com.tw
登 記 證／局版台業字第 2171 號
承 印 者／弼聖彩色印刷有限公司
裝　　訂／建鑫印刷裝訂有限公司
排 版 者／ERIC視覺藝術
初版 1 刷／2005 年（民 94 年）6 月

定價 350 元

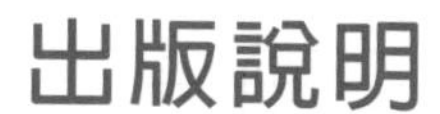

導引養生功是透過意識的運用、呼吸的控制和形體的調整，使身心健康優化的自我經絡鍛鍊方法。它是以人體各系統發病的病因、病理為依據，以中國醫學的整體觀念、陰陽五行、臟腑經絡、氣血理論和現代醫學有關理論為指導，把導引和養生、肢體鍛鍊和精神修養融為一體的經絡導引術，是人們通往身心健康、延年益壽的一門綜合性新學科。

導引養生功的關鍵技術是辯證施治，其創新點是對症練功，概括起來，具有五個大特點，即「五性」和「五結合」：① 功醫結合，對症施功，功到病除，具有針對性；② 中西的結合，醫理科學，辯證論治，具有哲理性；③ 練養結合，尤重養生，修身養性，具有全面性；④ 動靜結合，三調一體，形神共養，具有整體性；⑤神藝結合，動作優美，語言形象，音樂高雅，具有藝術性。被譽為武術運動的一個新發展，武術的金項鏈。

30 年來的推廣實踐和臨床應用均證明，人們無病時可用於預防，有病時可用於治療，病後又可用於康復。其術之簡易，其用之宏大，得到專家、學者的充分肯定和中國政府的正式承認，於 1992 年榮獲國家體育科學技術進步獎。

目前，《導引養生功》已經被翻譯為英、日、韓、意、德、法等六國文字出版，受到了國內外廣大朋友們的熱烈歡迎。

由於購買者頗多，為了滿足廣大導引養生功愛好者的需求，我社決定對張廣德先生所創《導引養生功》功法分卷修訂，與完整的教學光碟配套，重新出版。該書圖文並茂，彩色製版，圖像清晰，易學易練，很便於大家學習。

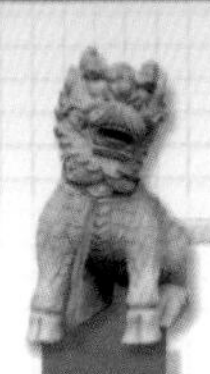

作者簡介

張廣德，男，字飛宇，號鶴齡燕人，1932 年 3 月生，河北省唐山人，教授，中華武林百傑，中國武術八段。

第一代武術研究生，曾任北京體育大學導引養生學研究室主任，中國高等教育學會導引養生學專業委員會會長，現任北京體育大學導引養生中心名譽主任。

1959 ~1963 年，先後畢業於北京體育學院（現北京體育大學）本科和研究生部。畢業後留校任教及從事科研工作。

40 多年來，在武術教學中，張教授以「摸規律、抓特點」為治學之本，培養了一批著名的武術人才；在研創養生太極體系中，以易學的哲理及中國醫學中的經絡學說、陰陽五行學說和氣血理論為指導，取得強身健體、防治一些慢性疾病的顯著效果；在創編導引養生功體系中，以系統性、科學性、實效性、藝術性和廣泛適用性等「五性」為宗旨，以易、醫、功、藝、美、樂「六位一體」為核心，筆觸嚴謹，銳意創新，得到了專家承認。在傳授養生太極和導引養生功時，以真心、熱心、耐心「三心」為原則，受到了群衆的熱烈歡迎。目前，該功已推廣到五大洲，據不完全統計，以導引養生功為媒介，有 60 多個國家和地區與我校有著密切交往。

張教授所創編的導引養生功，1992 年榮獲國家體育科學技術進步獎；1993 年張教授榮獲國務院頒發的「為高等教育事業做出突出貢獻」榮譽證書，並享有專家特殊津貼待遇；1996 年導引養生功首批被列為國家全民健身計劃推廣項目；1999 年國家體育總局又授予他體育科技榮譽獎；2002 年史康成校長代表北京體育大學再次授予他「在導引養生功的創編和推廣工作中作出了重要貢獻」的獎牌和證書等。

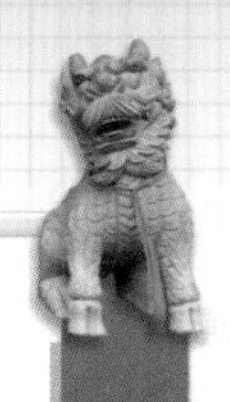

張教授在教研之餘有著書共 19 卷：《自律調節養生術》、《導引養生功· 功法卷（上）》、《導引養生功· 功法卷（下）》、《導引養生功· 功理卷》、《導引養生功· 養生卷》、《導引養生功· 答疑卷》、《養生太極掌（1）》、《養生太極掌（2）》、《養生太極掌（3）》、《養生太極劍（短袍）》、《導引養生· 形體詩韻》、《十四經脈圖解》、《導引養生功圖解》、《兒童意念健身功》、《擒拿百則》、《武術入門》、《導引養生功標準教程· 基礎篇》、《導引養生功標準教程· 強心篇》、《導引養生功—學校教材》等約 400 多萬字，發表導引養生功和武術、太極拳論文 20 餘篇。其中，多篇論著分別榮獲北京體育大學學術研討會、全國武術學會論文報告會、中國體育科學大會及亞洲體育科學討論會一等獎、二等獎和優秀獎。

張教授曾多次遠赴日本、法國、德國、澳大利亞、新加坡、荷蘭、比利時、奧地利、英國、葡萄牙、西班牙、義大利、美國等 10 多個國家講學，為弘揚中國養生文化，促進國際間友好往來和中西方文化交流做出了很大的貢獻。

張教授現在雖已退休，但他退而未休，除了繼續在國內外普及、傳播中國養生文化外，還精心撰寫著「養生太極體系」中的《養生太極劍（長袍）》、《養生太極操》、《養生太極扇》、《養生太極刀》和導引養生功標準教程「益肺篇」、「補脾篇」、「固腎篇」等養生專著。

「欲明人者先自明」，是張教授教書生涯中崇尚的名言；「不爭春榮，笑迎秋霜」是他的人生追求。

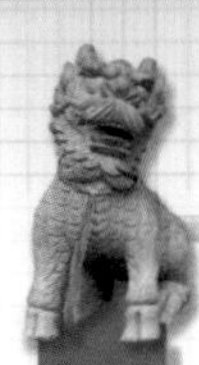

編者寄語

健康長壽是每個人的美好願望。千百年來，不少醫家、養生學家都在尋求延年益壽的方法，積累了豐富的經驗和理念，為中華民族的繁衍和發展壯大作出了重大貢獻。

隨著社會的進步，經濟、文化的發展，人們的生存條件日益改善，物質文明和生活水準有了顯著提升，使人類的壽命明顯延長，全世界（包括我國在內）面臨著人口老齡化的挑戰。目前，健康已成為現代人的第一需要。

什麼是健康呢？在過去很長的時間裏，人們一直認為「不生病就是健康」。然而，錯了！實際上健康並非無病，無病也不等於健康。世界衛生組織（ＷＨＯ）給健康下了這樣的定義：「健康不僅是不生病，而且是身體上、生理上和社會適應上的完好狀態。」這就告訴我們，健康不單純是指生理健康，還包括心理健康和對複雜社會的良好適應能力。

還有一組數據值得注意，經專家研究、統計發現，目前健康人群只佔 15%，疾病人群佔 15%，有 70% 左右人群屬於第三狀態，即亞健康狀態（包括所有人群）。由於中老年人隨著年齡的增長，身體中的各種「零件」已逐漸老化了，抵抗力降低了，在 70% 的亞健康人群中，其比例佔了多數。這就給我們每個人、特別是中老年人，提出了新課題，即是在新的環境下如何保持健康、獲得長壽？

我們知道，所謂的亞健康狀態是健康與疾病兩者之間的過渡狀態，也可稱為「轉機期」。這個「轉機期」具有雙重性，一種是向穩定、積極、良好的方向轉化，稱為「生機」，使身體由弱變強、使病患者得以康復。一種是向異常、消極、不好的方面發展，稱為「殺機」，變身體機能越來越弱、疾病日趨嚴重，甚至危及生命。

導引養生功體系的編創，考慮了「第三狀態」對人體健康發展、轉歸的雙重性，體現世界衛生組織關於健康新概念的精神：系統地貫徹了身心共同健康的原則，響應和遵循著 2000 年 8 月中共中央、國務院作出的《關於加強老齡工作的決定》精神，試圖為廣大群衆提供一個身心共同健康的「舞臺」，為辛勤工作了大半輩的老年朋友奉獻一份愛心，同時，也使得筆者有機會和大家一起美化「夕陽」，共享晚年之樂，這是我多年來的心願。

期望導引養生功的愛好者、參與者們，身體力行，建立科學的生活方式，養成良好衛生習慣，努力培養「自我保健」意識，健康長壽，活過百歲，盡享天年，指日可待。正如南北朝時陶弘景所說：「我命在我不在天」（《養性延命錄》）。也正如三國時期曹操所言「盈縮之期，不但在天，養怡之福，可得永年」。

最後，衷心地祝願大家身心健康，學習成功！

張廣德

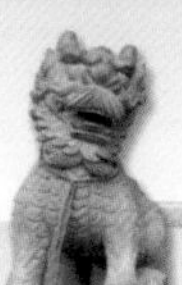

目 錄

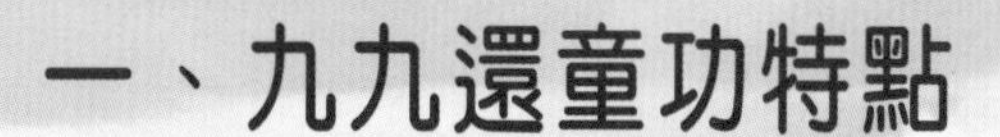

一、九九還童功特點

（一）「九九還童功」簡介

「九九還童功」是一套有病治病、無病強身，具有綜合防治效果和顯著抗衰老作用的經絡導引動功。其特點如下：

1.疏導周身　從頭到足

「九九還童功」是全身性運動，透過從頭到足的疏導，暢通周身氣血，防病治病。全套共有39個動作，其動作名稱如下：

（1）冥心閉目站
（2）調息貴勻緩
（3）揩鼻通清氣
（4）運睛除目患
（5）抹眉治眼疾
（6）拉耳聽覺還
（7）叩齒堅牙齒
（8）攪海玉液滿
（9）鼓漱再生津
(10) 吞津入丹田
(11) 摩面除面病
(12) 梳頭神自安
(13) 擠項醒腦海
(14) 托腮治癱瘓
(15) 轉頸強身體
(16) 繞肩止痛炎
(17) 活肘暢心肺
(18) 沖拳向身前
(19) 推掌朝體側
(20) 舉腕腕懸天
(21) 洗手揉搓掌
(22) 抉指手背翻
(23) 揉腹醫積邪
(24) 擦脇舒肝膽
(25) 捶背通膀胱
(26) 搓腰補腎元
(27) 展髖體後仰
(28) 轉體體不彎
(29) 躬身拳觸腳
(30) 旋脊似鷹盤
(31) 靠襠須頂膝
(32) 拍股環跳間
(33) 按摩足三陽
(34) 盤根身踝轉
(35) 亮掌丁步站
(36) 蹲膝鶴頂捻
(37) 顛足力適度
(38) 採氣法自然
(39) 寬心得大還

小知識	欲得長生，腸中常清；欲得不死，腸中無滓。 ——《論衡》

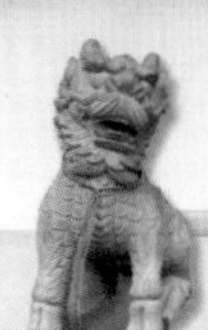

從中可以看出，「九九還童功」不僅重視調心、調息，還特別重視調身。透過對鼻子、眼、眉、耳、齒、舌、面、頭、項、腮、頸、肩、肘、腕、手、膝、足等身體各部的疏導，可以促使機體陰陽平衡、臟腑協調、經絡暢通、氣血調和，從而增加人體抗病能力，扶正祛邪、強壯筋骨、通利關節、活血化淤、消腫止痛等。

2. 動其梢節　腕踝導原

「九九還童功」中腕、踝的活動較多，如「活肘暢心肺」、「推掌朝體側」、「蹲膝鶴頂捻」、「顛足力適度」等，均是分別強調腕、踝關節活動的重點動作。

為什麼如此安排呢？中醫告訴我們：人體腕、踝附近是臟腑原氣經過和留止的部位，十二經於此各有一個重要經穴，稱為「原穴」。其具體穴位如下：

肺—太淵：仰掌，在腕第一橫紋後，拇長展肌腱與橈動脈搏動處之間取穴。

大腸—合谷：在手背面第一、二掌骨間，約當第二掌骨橈側之中點。

胃—衝陽：第二、三蹠骨與楔狀骨間凹陷處，當足背最高處，按之有動脈應手。

脾—太白：第一蹠骨小頭的後下方，赤白肉際間。

心—神門：在豌豆骨與尺骨的關節部，當尺側腕屈肌腱之橈側凹陷中，腕橫紋上。

小腸—腕骨：握拳，在第五掌骨之基底與三角骨之間，赤白肉際凹陷中。

小知識	安人之本，必資於食。食能排邪而安臟腑，清神爽志，以資血氣。——《太平聖惠方》

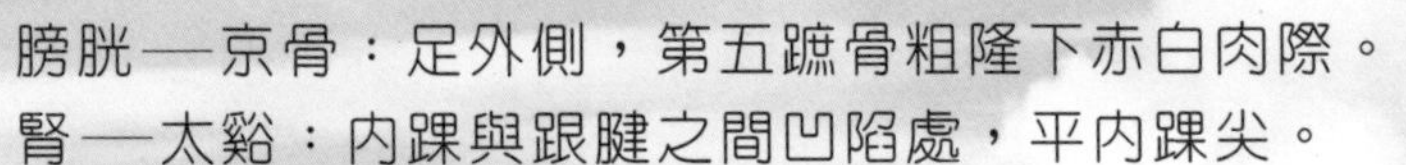

膀胱—京骨：足外側，第五蹠骨粗隆下赤白肉際。

腎—太谿：內踝與跟腱之間凹陷處，平內踝尖。

心包—大陵：仰掌，在腕橫紋中央，橈側屈肌腱與掌長肌腱之間。

三焦—陽池：在腕背橫紋上，指總伸肌腱尺側。

膽—丘墟：在外踝前下緣，當趾長伸肌的外側凹陷中。

肝—太衝：第一、二蹠骨結合部之間的凹陷中。為了幫助大家記憶，將其編成臟腑經脈原氣歌：

膽原丘墟肝太衝，三焦陽池包大陵，
胃原衝陽脾太白，大腸合谷肺太淵，
膀胱京骨太谿腎，小腸腕骨心神門。

中醫學還告訴我們：「五臟有疾，當取十二原。」就是說，五臟有病時，在其原穴部位進行自我按摩，可起到「以指代針」的作用。這樣，既可增強經絡運行氣血、協調陰陽的生理功能，又可提高經絡抗禦病邪、反映症候的病理功能，還可以加強經絡傳導感應、調整虛實的防治功能。從而，收到維護正氣、內安五臟、強身健體的效果。

3.內外兼修　以意當先

這裏所說的「內」，是指意念和呼吸而言。換句話說，就是指「心意」和「氣機」。所說的「外」，是指關節、肌肉、筋骨等體表部位。在練習「九九還童功」時，既強調調心，又強調調息，還強調調形，即所謂「

小知識	冬日溫足凍腦，春秋腦足俱凍，此乃聖人之常法。 ——《養性延命錄》

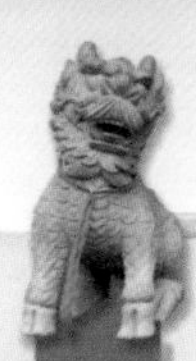

三調」或稱為「內外兼修」。因為，只有意、氣、形三者兼修並重，方能「通和上下，分理陰陽，去舊生新，充實五臟，驅外感之諸邪，消內生之百症。補不足，瀉有餘，消長之道，妙應無窮」。（《全圖說》）在意、氣、形三者中，應以意為先。中醫認為，意到則氣到，氣到則血行，血行則病不生。明確指出，練功應首重練意。無數人的練功經驗也證明了欲調息，先定意；欲體鬆，意先鬆的道理是正確的。因此，「九九還童功」在強調「內外兼修」的同時，還特別重視以意領先。

4.形神共養　首重養神

「形神共養，首重養神」在「九九還童功」中有著明顯的體現。

在這裏的「形」，是指形體，包括人體的臟腑、皮肉、筋骨、脈絡及充盈其間的精血。

神，是指人體的精神思維活動，包括神、魂、意、志、思、慮、智等。中醫認為，形乃神之宅，有形方有神。就是說，形與神在生命活動中是互相依存、不可分離的。正如《黃帝內經》所云：只有「形與神俱」，「形體不蔽（壞），精神不散」，方能「盡終其天年，度百歲乃去」。

（二）　何以養形

九九還童功突出了「運動」二字，較好地體現了有氧運動的特點。在練習的時間上，每練一套只需十幾分

小知識	凡人饑欲坐小便，若飽則立小便。 ——《千金要方》

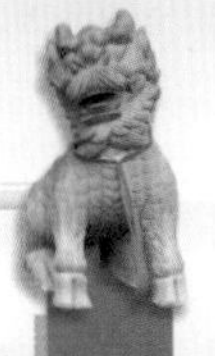

鐘；在運動強度上，體現了由小到大，再由大到小的規律；在動作姿勢上，則體現了柔和緩慢，舒適自然的風格，這樣，就保證了運動過程中，形勞不倦，有節適度的實現。

（三） 何以養神

九九還童功強調「靜養」二字，較好地體現了「靜則神藏，躁則消亡」的中醫傳統養生原則。如：在練功前有「夜闌人靜萬慮拋，意守丹田封七竅，呼吸徐緩搭鵲橋，身輕如燕飄雲霄。」口訣的循循善誘；在練功中有寧神意守和用意識引導動作的要求，以排除雜念；在練功後，又強調人與自然、人與社會和人體、身心的「三和諧」，認真遵守「四樂八互」導引養生功精神，以淨化大腦，達到少耗神氣的目的。

然而，生活並非一帆風順，情志的波動也是人之常情，關鍵在於我們應當養成自我駕馭的能力，善於控制七情，及時地變緊張為輕鬆，把情緒波動對身體的不良影響降到最低限度，以保證身心健康。

正如明代著名御醫龔延賢著《壽世保元》中所說：「善養生者養內，不善養生者養外。」現代醫學研究也證明，有50%～80%的疾病與精神異常密切相關。因此，人欲健康長壽，必須將養神放在首位。

小知識	老人於十二時中，行住坐臥，一切動中，要心似泰山，不搖不動，謹守四門眼耳鼻口，不令內入外出，此名養壽緊要。 ——《養生八箋》

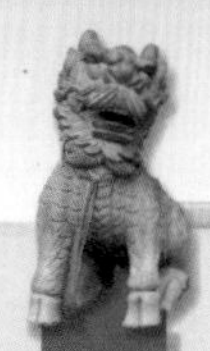

二、九九還童功圖解

功前準備：

請大家由併步轉成開步站立，周身放鬆，氣定神斂，怡然自得，準備練功。

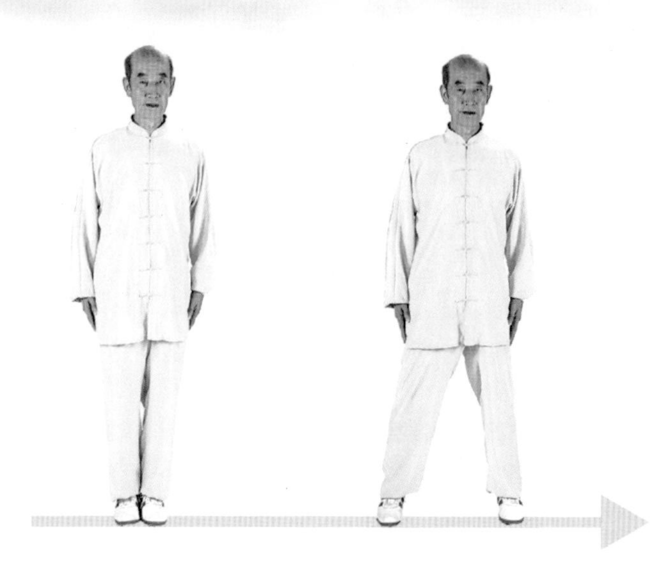

默念練功口訣：

夜闌人靜萬慮拋，意守丹田封七竅。
呼吸徐緩搭鵲橋，身輕如燕飄雲霄。

小知識

《遵生八箋》云：「食服常溫，四體皆春；心氣常順，百病自遁。」此句說的是，食物宜溫食，身體機能方能正常；心情保持舒暢，疾病不會著身。

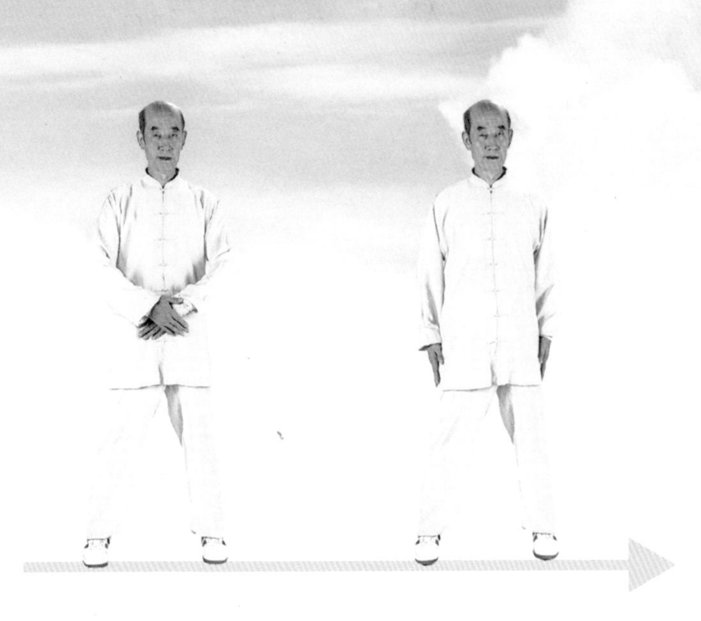

要求：

1.兩眼平視或輕閉，舌抵上腭，上下排牙齒相合；

2.聽到「默念練功口訣」時，兩手疊於丹田，男、女均左手在裏；

3.練功口訣默念完畢，將兩手垂於體側。

小知識

夫陰陽之氣，稟於腎元；生化之權，操乎脾胃。

故腎元虧損稟質不足者，全賴脾胃生化以滋培。然脾胃之能生化者，實由腎中元陽之鼓舞。而元陽以固密為貴，其所以能固密者，又賴脾胃生化陰精以涵育耳。

——《醫門棒喝》

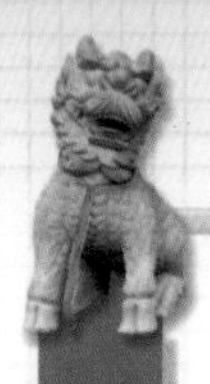

（一） 冥心閉目站

兩腿稍屈，兩掌疊於關元，男性左手在裏，女性右手在裏，兩眼輕閉，意守關元，冥亡心中雜念。

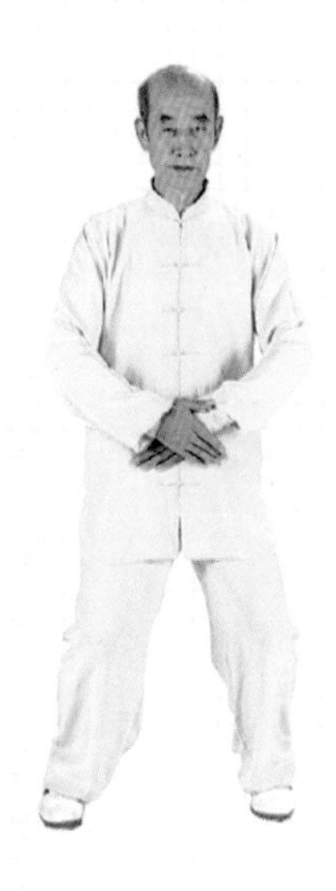

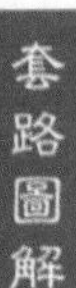

要求：

1. 意守關元，以一念排萬念；
2. 身體中正，周身放鬆，既不可軟懈，又不可僵硬；
3. 呼吸細、勻、深、長。

小知識	《醫學心語》指出：「藥補不如食補，食補不如精補，精補不如神補」。

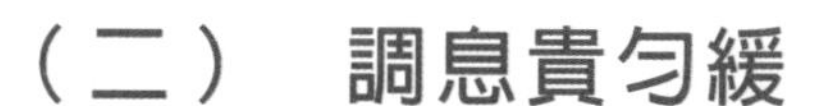

（二） 調息貴勻緩

兩掌兩腳不動，做細、勻、深、長的腹式呼吸三次。

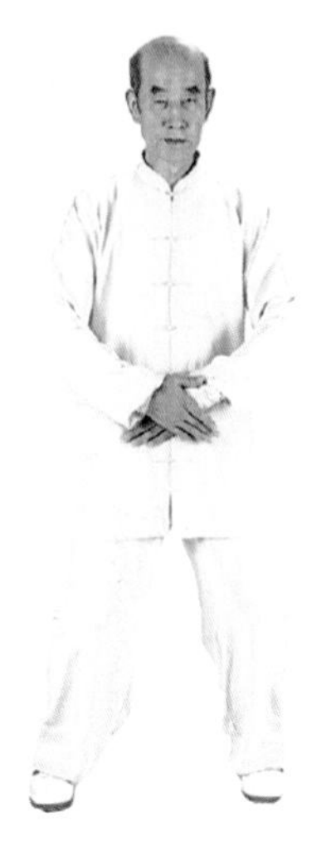

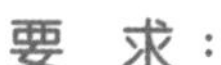

要　求：

1.思想集中，意守關元；

2.呼吸要做到細、勻、深、長，切勿憋氣；

3.全身放鬆，心平氣和，切勿急躁。

（三） 指鼻通清氣

兩腿伸直，兩掌垂於體側，接著兩拇指背從迎香到睛明上下摩運三次。

小知識	《壽世保元》云：「善養身者養內，不善養身者養外。」說明保養臟腑調暢，精神安寧比保養肌膚充腴，身形肥胖，尤為重要。在生活顯著改善的今天，人們切忌營養過剩，造成富貴病，以免影響身心健康。

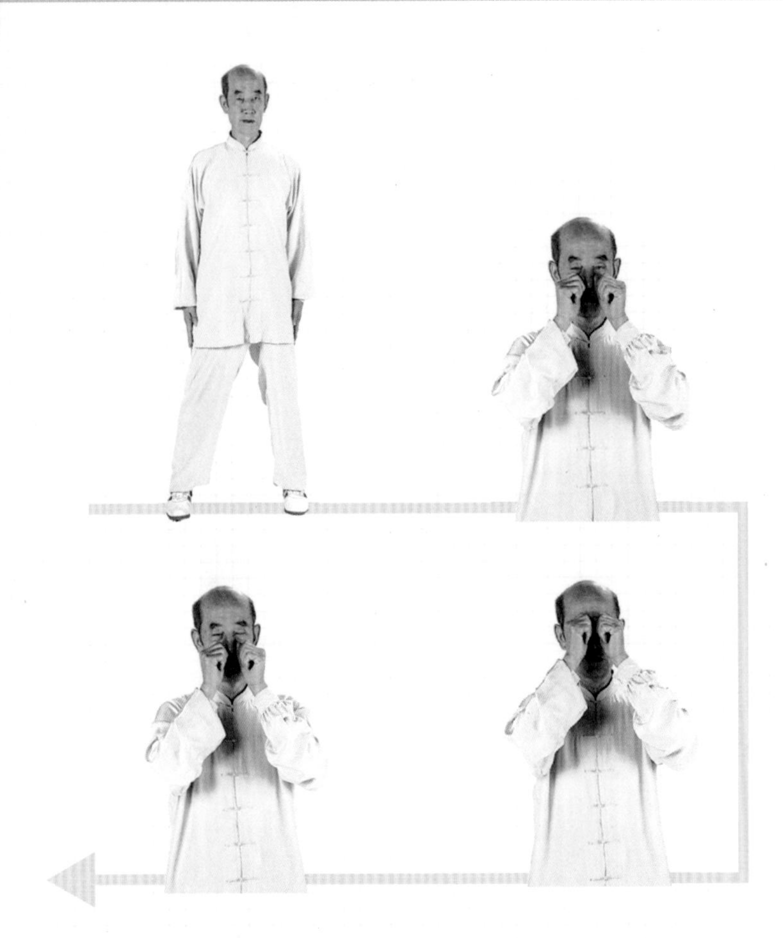

要求：

1.精神集中，意守商陽或吐「呬」音；

2.動作與細、勻、深、長的腹式呼吸相結合，吸氣時上體微後仰，呼氣時上體微前傾；

3.摩運的力量可以稍大些。

小知識

修身四法

灑脫，養心第一法；謙讓，保身第一法；安靜，處事第一法；寬容，待人第一法。

（四） 運睛除目患

兩拇指背移到睛明，左逆右順和右逆左順各捻揉三周。

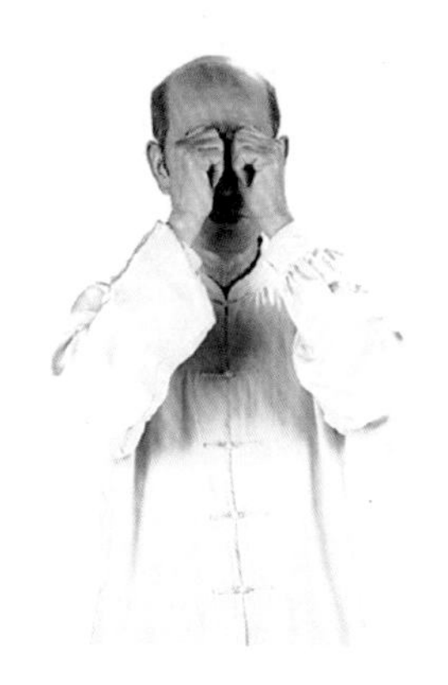

要求：

1.精神集中，意守「噓」音；

2.周身放鬆，特別是面部要放鬆；

3.找準穴位，用力適度，一般是由輕到重；

4.運睛時亦可一吸一呼捻揉一周，兩眼順逆各捻揉三周。

小知識	老年人飲食「八忌」 一忌暴飲暴食；二忌過冷過熱；三忌甘肥味厚；四忌過甜過鹹；五忌勉強就餐；六忌怒後進食；七忌食後發怒；八忌偏嗜偏食。

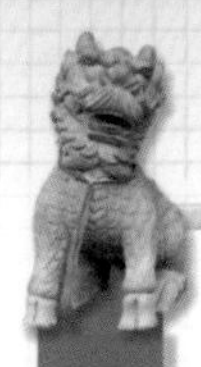

（五） 抹眉治眼疾

拇指點太陽，食指成勾狀，從攢竹摩運至絲竹空。共做三遍。

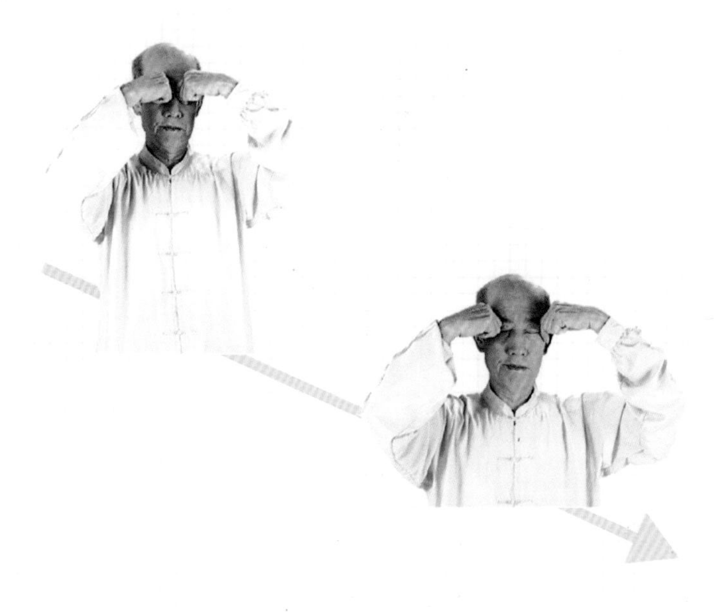

要求：

1. 精神集中，意守「噓」音；
2. 找準穴位，摩運的力量可大些；
3. 全身放鬆，特別是面部要放鬆。

小知識	喘症的辯證綱領： 實喘者有邪，邪氣實也， 虛喘者無邪，元氣虛也。 ——《景岳全書》

（六） 拉耳聽覺還

隨著吸氣，兩手提耳。

隨著呼氣，捏耳下拉。意守「吹」音。一吸一呼為一次，共做三次。

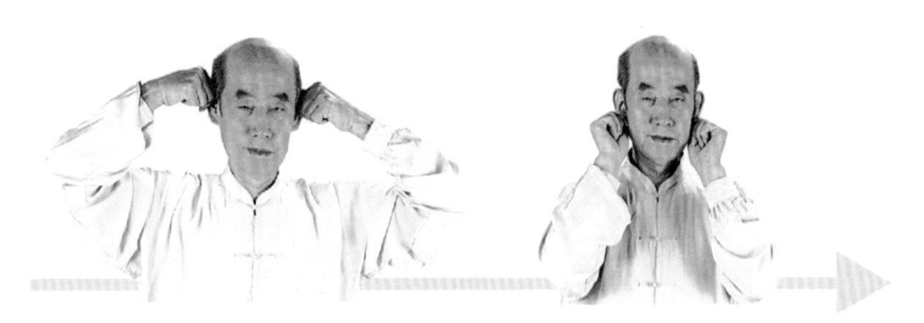

要求：

1.精神集中，意守「吹」音；

2.提耳和拉耳的力量要適度，沈肩垂肘；

3.吸氣時提肛調襠，呼氣時鬆腹鬆肛。

（七） 叩齒堅牙齒

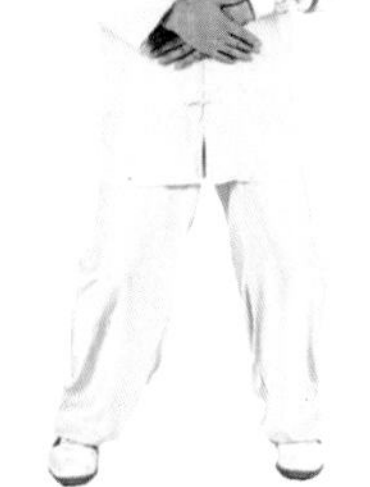

兩掌疊於關元，兩腿半蹲，上下排牙齒叩撞36次。

要求：

1.意守金津玉液或意守數數。

2.呼吸自然，動作不配合呼吸；

3.叩齒時速度稍快，並富有彈性。

小知識

水不升為病者，調腎之陽，陽氣足，水氣隨之而升；
火不降為病者，滋心之陰，陰氣足，火氣隨之而降。
——《吳醫匯講》

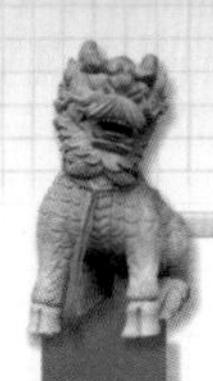

（八） 攪海玉液滿

接上式，兩手兩腳不動，赤龍在口腔中從左和從右各攪拌三次。

要求：

1.意守金津玉液或意守數數；

2.呼吸自然，動作不配合呼吸；

3.向上攪拌時，舌尖應觸上腭，向下攪拌時，舌尖應觸下腭，攪拌的速度要均勻，節奏宜徐緩。

（九） 鼓漱再生津

接上式，兩手兩腿仍不動，兩腮鼓動36次。

要求：

1.精神集中，意守金津玉液或意守數數；

2.呼吸自然，動作不配合呼吸；

3.凸腮和凹腮的動作要充分。

（十） 吞津入丹田

接上式，兩手兩腿仍不動，將口中產生的唾液分三口咽下。

要求：

意想吞津，所吞津液直送至臍下丹田，吞津時要有汩汩音。

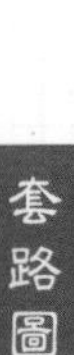

小知識

《白居易》詩云：「起來無可作，閉目時叩齒，午齋何儉潔，餅與蔬而已。」講的是老年人因年老牙齒鬆動脫落，宜閉目叩齒，飲食宜清淡儉潔，有助於消化、吸收。

（十一） 摩面除面病

兩腿伸直，兩掌從承漿、繞地倉至神庭達頭維，經耳前向下摩運，用力要均勻柔和。共做三遍。

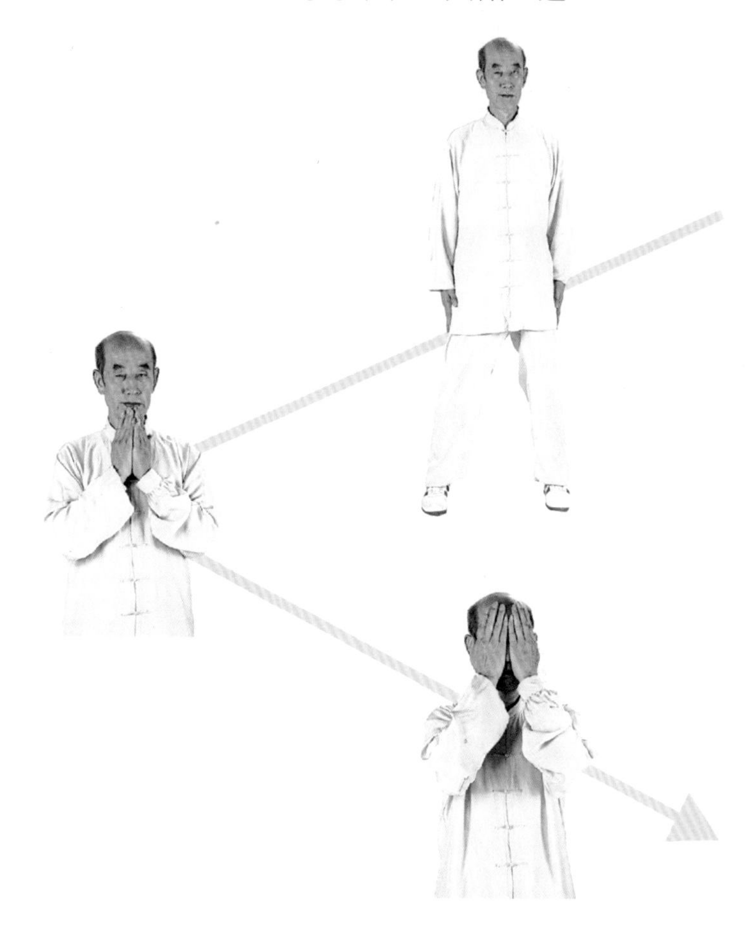

小知識	老年人體育活動要「五戒」 一戒摒氣使勁；二戒負重強習；三戒爭強好勝；四戒過分激動；五戒急於求成。

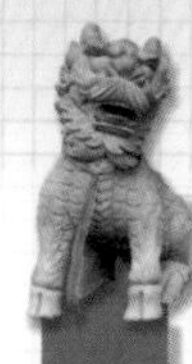

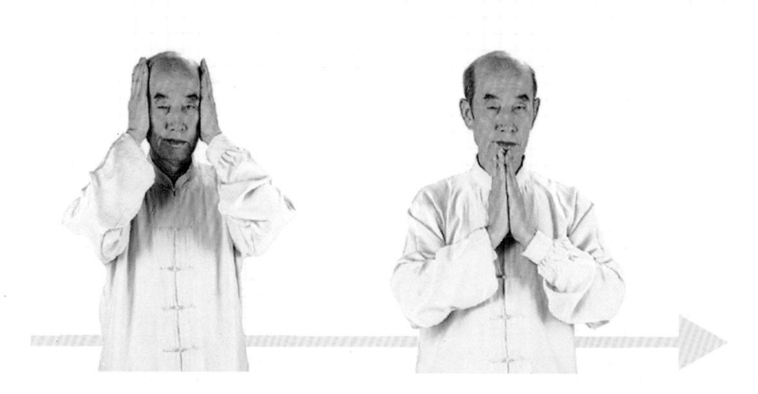

要求：

1.精神集中，意在摩面；

2.動作與細、勻、深、長的腹式呼吸相配合，切勿憋氣；

3.面部放鬆。

（十二） 梳頭神自安

十指分開，從前髮際梳到後髮際。共做三次。

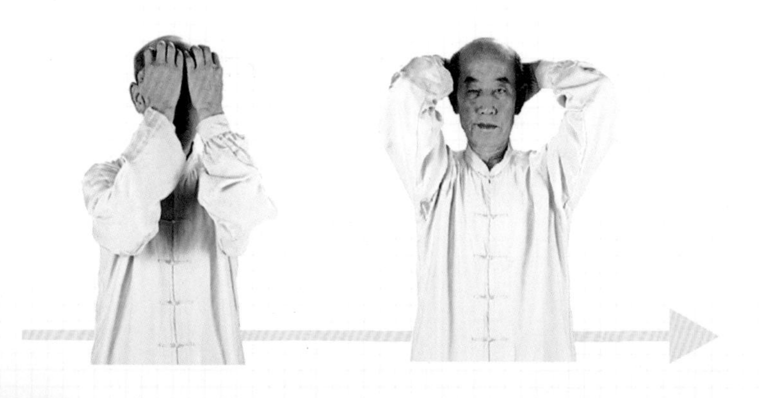

小知識

喜怒傷氣、寒暑傷形、暴怒傷陰、暴喜傷陽，故喜怒不節，寒暑失度，生乃不固。人能依時攝養，故得免其天枉也。 ——《千金要方》

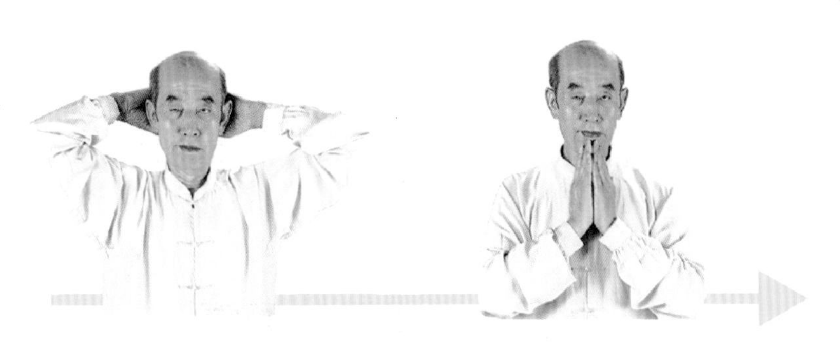

要求：

1.梳頭時，十指分開，掌心成凹狀，掌根要輕擦頭頂，身體中正安舒；

2.力點在指端，力爭將頭部全部梳到；

3.梳頭時，頸項豎直，切勿低頭。

（十三） 擠項醒腦海

兩掌稍用力將項後大筋擠起，意守大椎，頭項正直。共做三次。

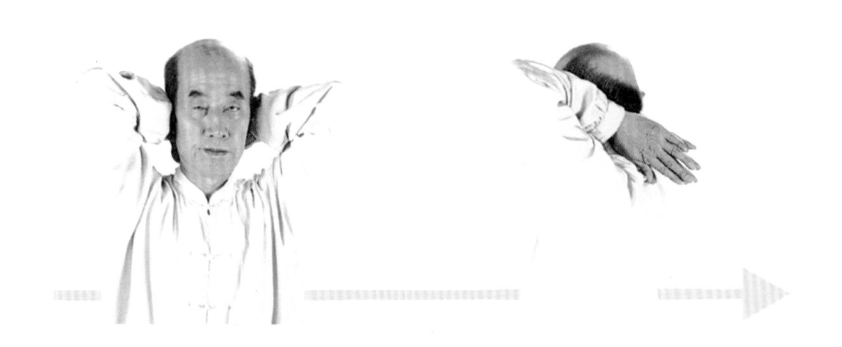

小知識	食宜雜些、食宜早些、食宜緩些、食宜少些、 食宜淡些、食宜暖些、食宜軟些。——《養生鏡》

要求：

1.精神集中，意守大椎；

2.頭頸正直，切勿低頭；

3.擠項的力量由輕到重，但對頸部兩側不宜用力過大。

（十四） 托腮治癱瘓

兩掌分別貼於面頰，向上托腮三次。

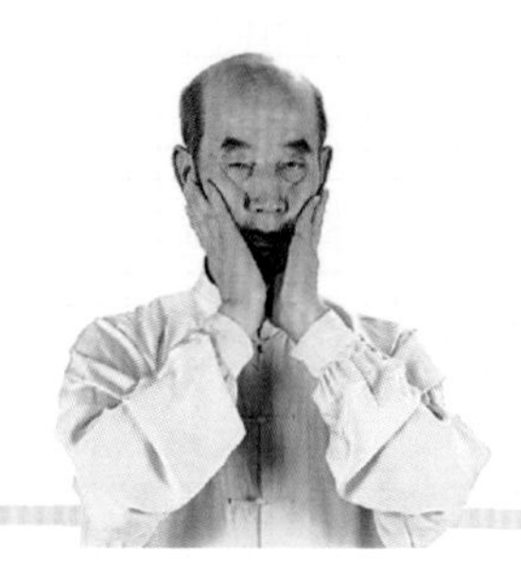

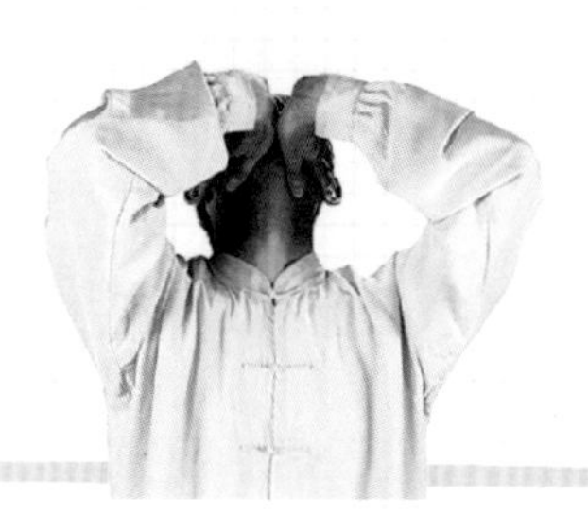

要求：

1.精神集中，意守大椎；

2.兩掌托腮時，掌心貼面宜稍緊，力量由小到大，頭部後仰的幅度宜大；

3.頭頸放鬆，仰頭不仰體。

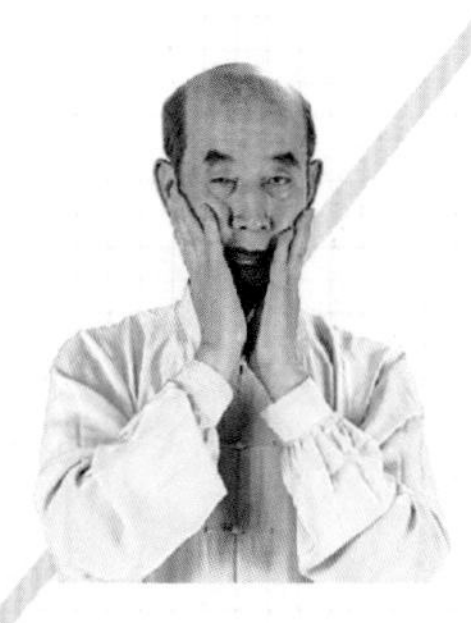

小知識

「起居有常」益健康

《內修要訣》云：「春夏宜早起，秋冬任晏眠，晏忌日出後，早忌雞鳴前。」

（十五） 轉頸強身體

兩掌下垂，叉腰。隨著吸氣，頭向左轉。隨著呼氣，將頭轉正。隨著吸氣，頭向右轉。隨著呼氣，將頭轉正。

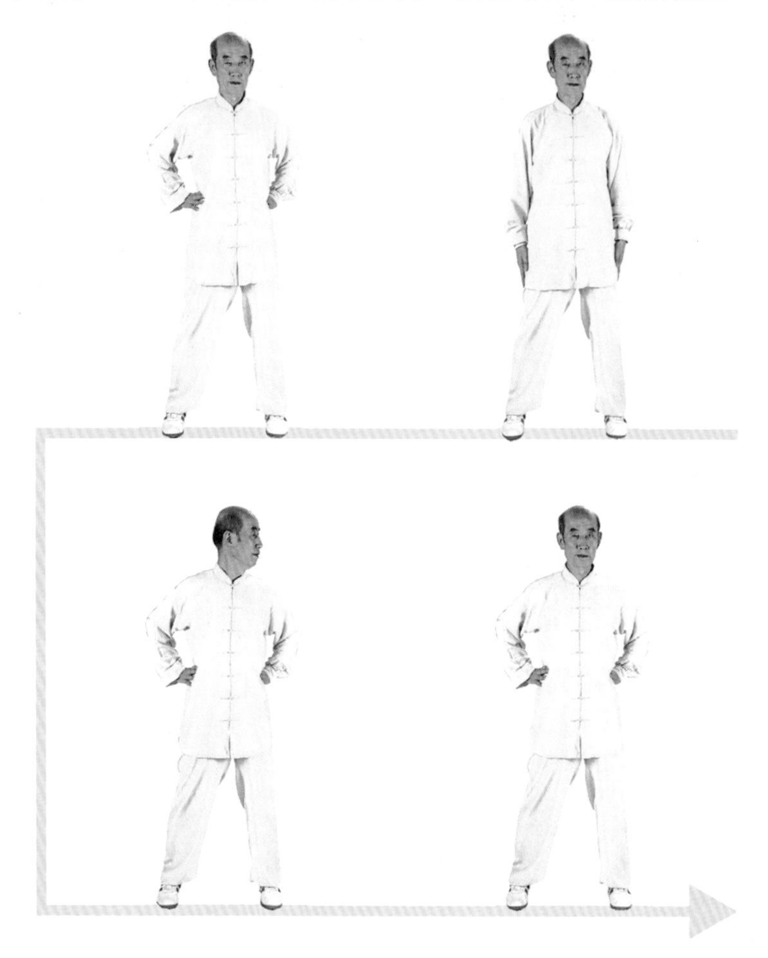

小知識

人之有生，唯在精神，精神不敝（不衰之意），四體常春。——《長壽》

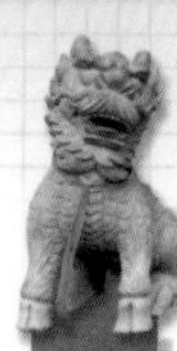

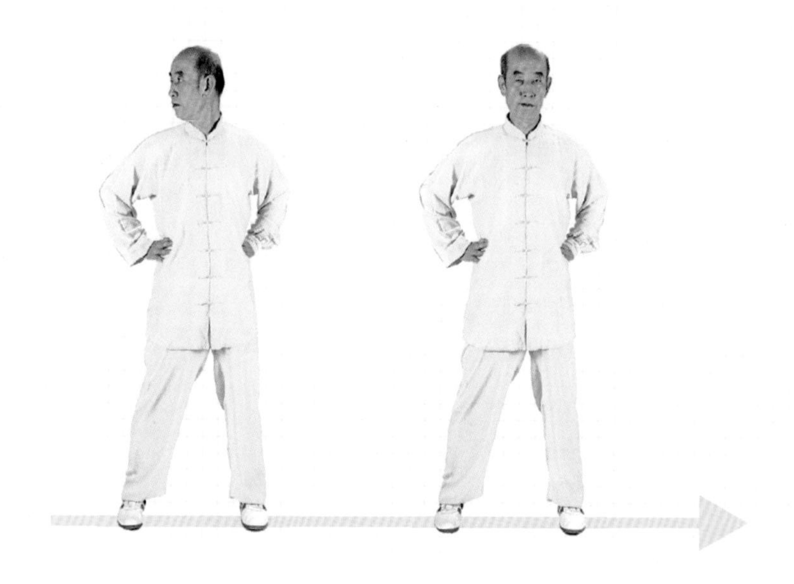

要求：

1.精神集中，意守大椎；

2.轉頭的幅度宜大，轉頭不轉體；

3.頭頸充分放鬆，身體中正安舒；

4.動作與細、勻、深、長的腹式呼吸相配合，切勿憋氣。

小知識

笑一笑，少一少；惱一惱，老一老；鬥一鬥，瘦一瘦；讓一讓，胖一胖。 ——《類修要訣》

（十六） 繞肩止痛炎

兩手垂於體側，兩肩由前向後繞旋三周；再由後向前繞旋三周。

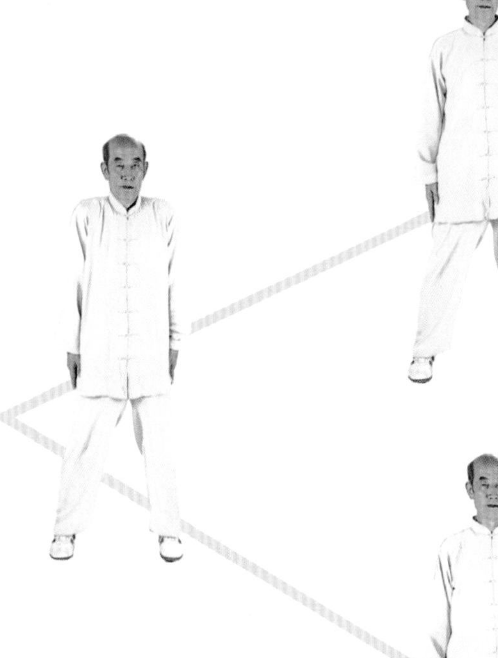

要求：

1. 精神集中，意守肩井；
2. 兩肩的轉動幅度宜大；
3. 身體中正，不能前俯後仰，左傾右斜。

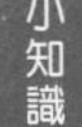
小知識

時止則止，時行則行，動靜不失其時，其道光明。此語是講練功要適應時令。——《周易》

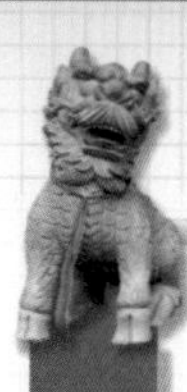

（十七） 活肘暢心肺

隨著吸氣，頭向左轉，兩掌側托起。隨著呼氣，成勾抓肩髃。隨著吸氣，變掌向前推，隨著呼氣，落掌下沈氣。接做向右轉頭動作。

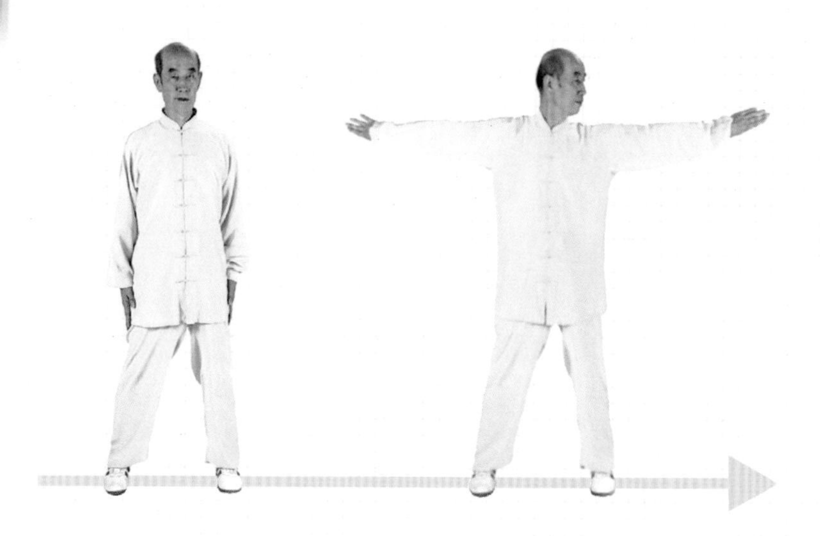

小知識

防治便秘有良方
多食蔬菜與水果，睡前臥床腹按摩，腹式呼吸貴深長，
穀道呼鬆吸緊縮，晨起空腹一杯水，點按天樞便通過。

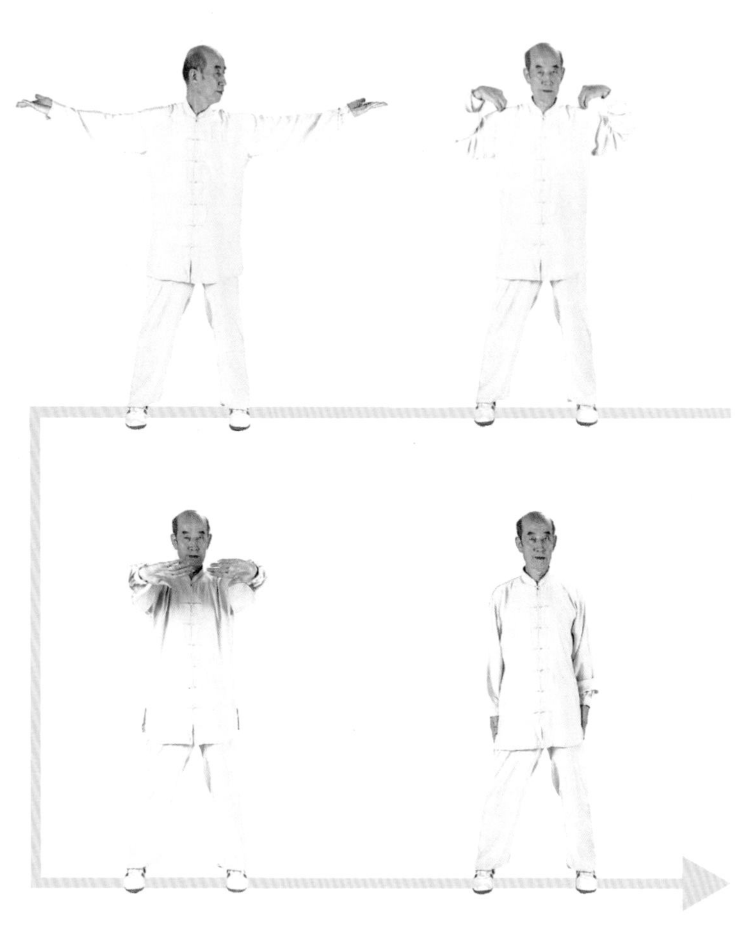

要求：

1.精神集中，意守尺澤；
2.動作舒展，不僵不拘；
3.動作與呼吸緊密配合，協調一致。

小知識

上古之人，其知道者，法於陰陽，和於數術，飲食有節，起居有常，不妄勞作，故能形與神俱，而盡終其天年，度百歲乃去。——《黃帝內經》

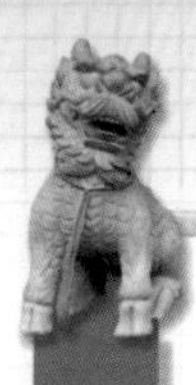

（十八） 沖拳向身前

兩手握拳於腰側。隨著呼氣，兩腿半蹲前沖拳。隨著吸氣，兩腿伸直，拳收腰間。共做三次

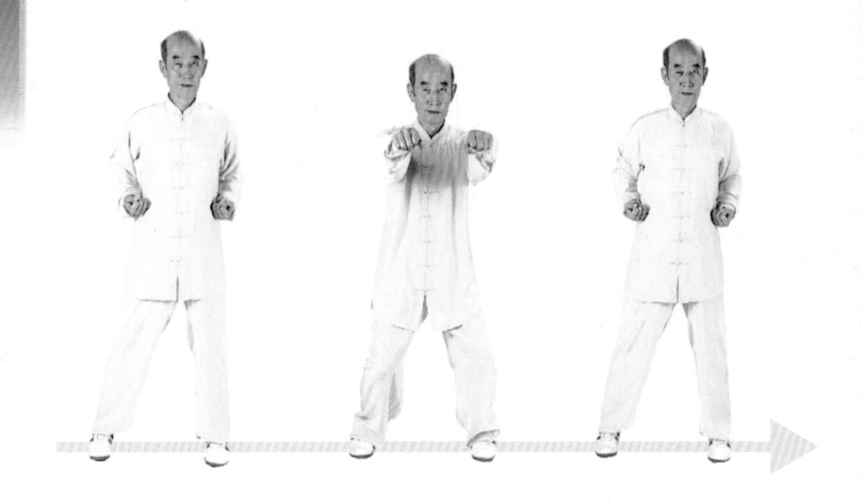

要求：

1.精神集中，意守勞宮；

2.沖拳的速度宜稍快，沖出後應有短時間的停頓，沖拳的用力順序是：起於根（肩），順於中（肘），達於梢（手）；

3.嚴防僵勁拙力；

4.沖拳時上體要保持正直。

小知識	髮宜常梳，齒宜多叩，液宜常咽，氣宜清煉，手宜在面。此為修崑崙（指人的頭面）之法。五者為不死之道。 ——《遵生八箋》

（十九） 推掌朝體側

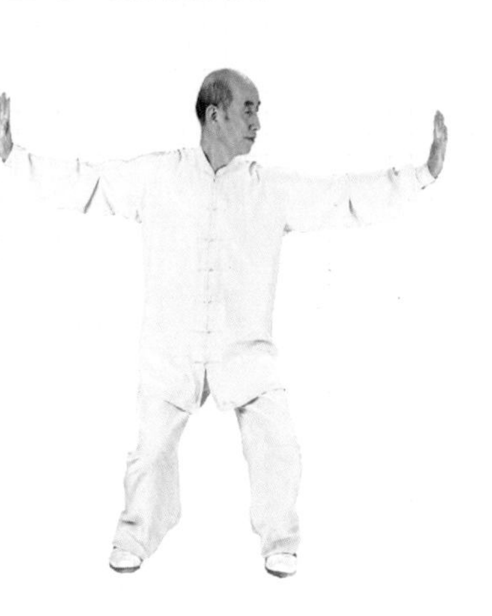

隨著吸氣，頭向左轉，蹲腿側推掌。隨著呼氣，將頭轉正，直腿收雙掌，繼而握拳於腰側。

隨著吸氣，頭向右轉，蹲腿側推掌。隨著呼氣，將頭轉正，直腿收雙掌，繼而握拳於腰側。

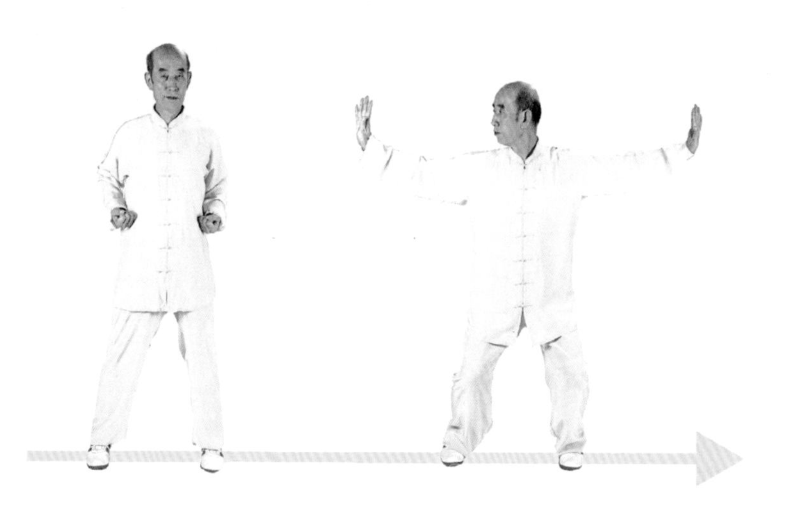

小知識

香蕉：性寒，有止渴化痰、潤腸和降壓作用。由於香蕉中含鈉鹽較多，故腎炎患者慎食。

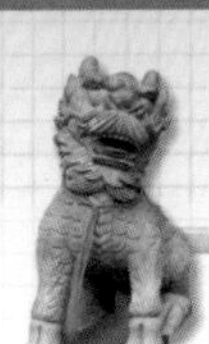

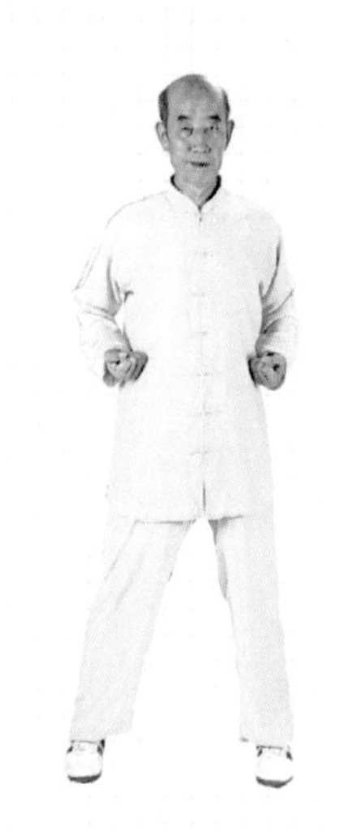

要求：

1.精神集中，意守勞宮；

2.推掌速度宜徐緩均勻，力量宜慢慢增加，使兩臂下緣有氣感，兩掌回收時宜放鬆。

（二十）　舉腕腕懸天

隨著吸氣，兩掌變勾提踵舉。隨著呼氣，勾手變掌垂體側。如此共做三次。

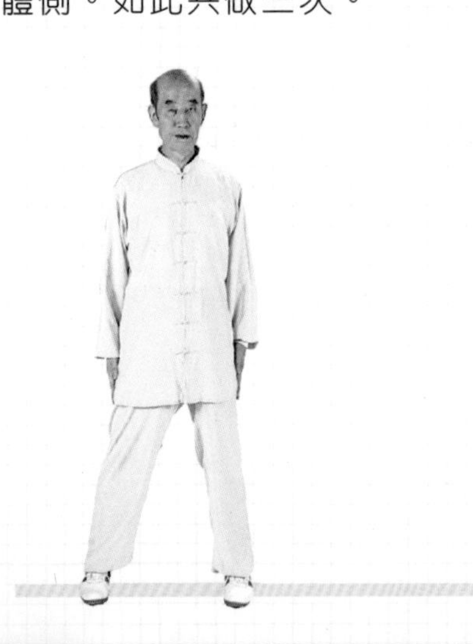

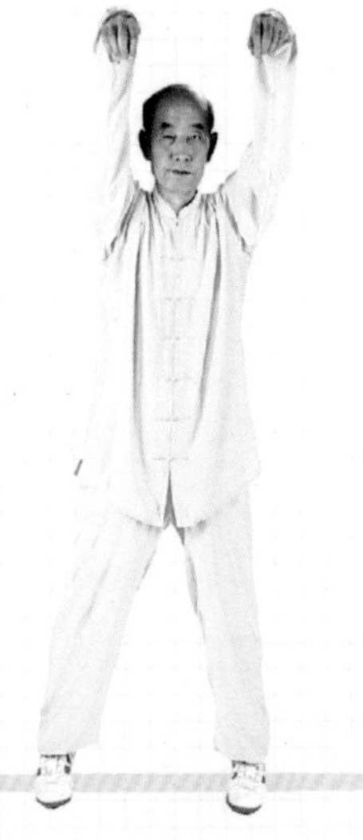

小知識

蘋果：含多種維生素a、b、c等，有止泄、通便作用，對降壓也有一定效果。

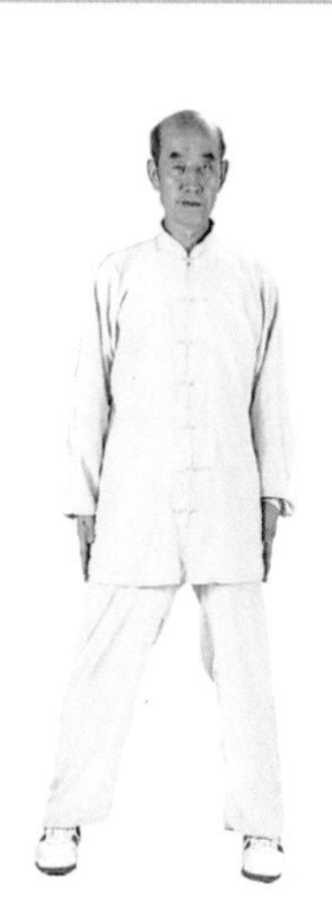

要求：

1.精神集中，意守丹田；

2.全身放鬆，心境平和；

3.動作與呼吸緊密配合。舉腕成勾手時屈腕宜充分。

（二十一） 洗手揉搓掌

先右手握左拇指洗手，再左手握右拇指洗手。一左一右為一次，共做三次。

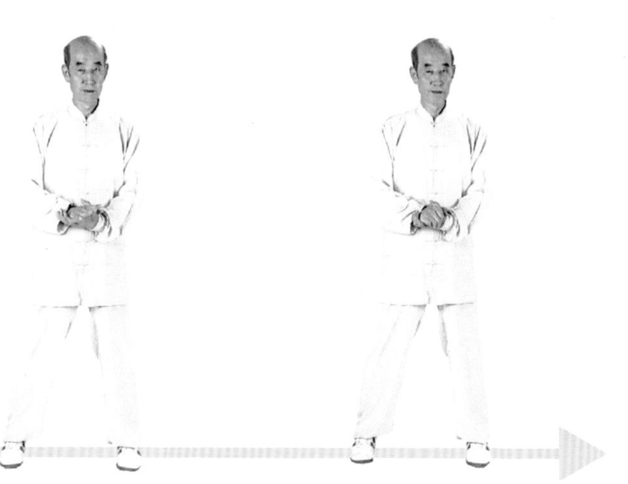

小知識　柑橘：富含醣類和多種維生素，有健胃、潤肺、鎮咳之功效。

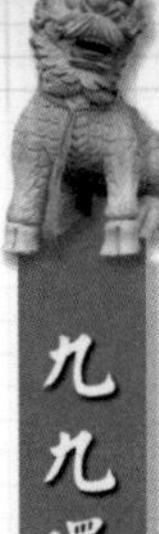

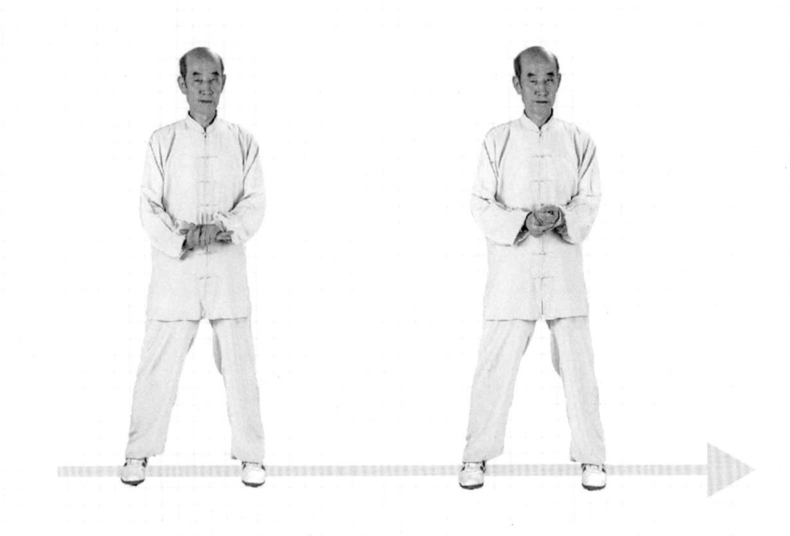

要求：

1.精神集中，意守勞宮；
2.洗手時可稍用力；
3.動作與呼吸緊密配合。

（二十二） 抉指手背翻

左手握住右手，抉指三次，再右手握住左手，抉指三次。

小知識	食者生民之天，活人之本也。故飲食進則穀氣充，穀氣充則氣血盛，氣血盛則筋力強。 ——《壽親養老新書》

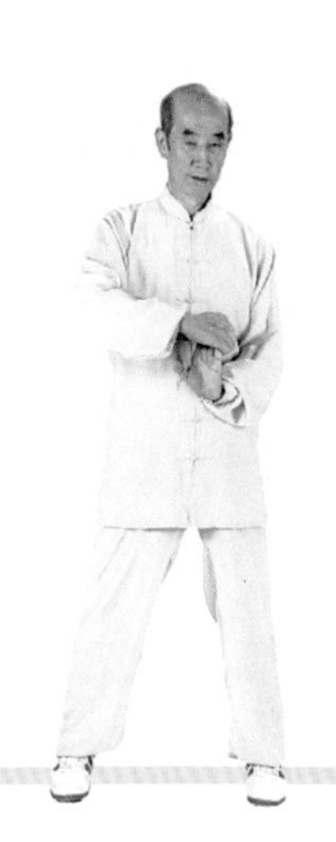

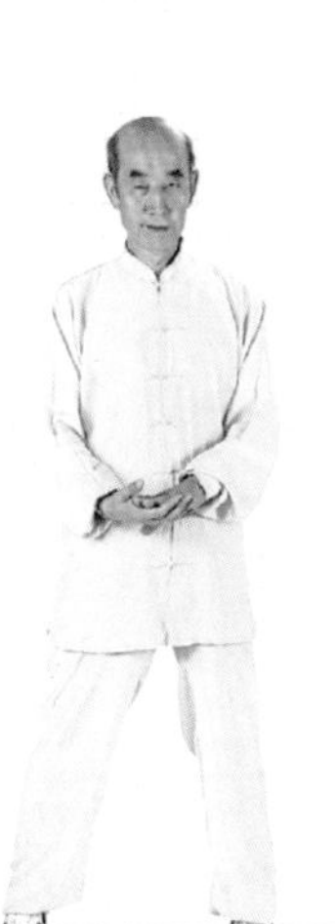

要求：

1.精神集中，意守勞宮；
2.抉指的力量可稍大些；
3.動作配合呼吸。

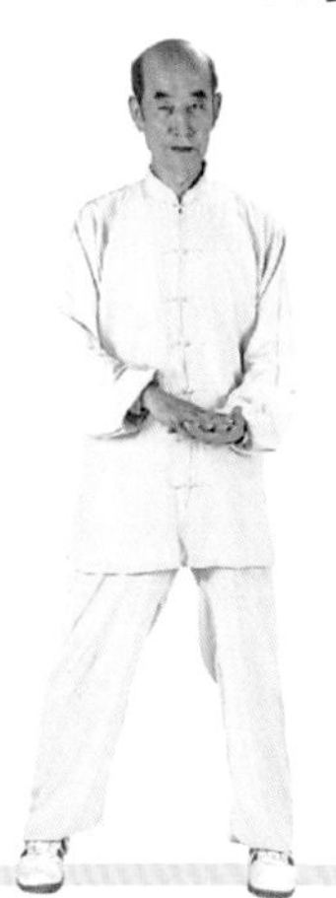

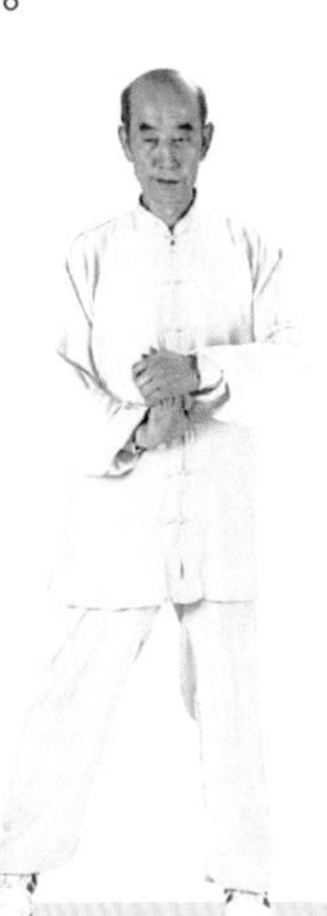

小知識

《醫家四要》指出：「耳聾腎經之病，目疾肝火之因。」「口舌生瘡是脾經之熱熾；鼻竅流血因肺臟之風侵。」

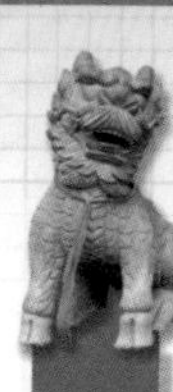

（二十三） 揉腹醫積邪

兩手疊於臍中，在原位順時針揉按三周，再逆時針揉按三周。做完後兩手垂於體側。

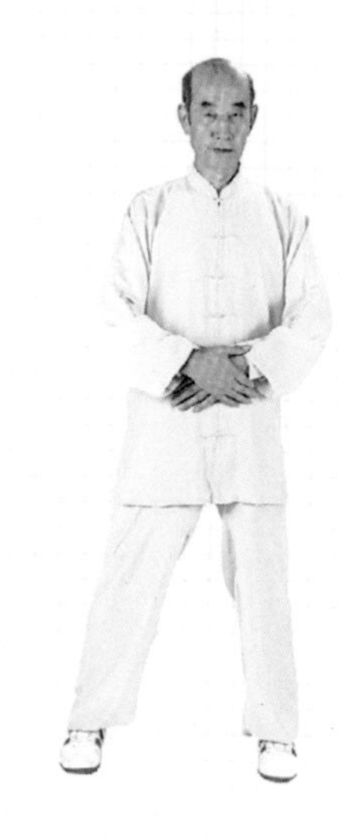

要求：

1. 精神集中，意守臍中；
2. 兩掌揉摩的力量宜稍大；
3. 身體中正，不能前俯後仰、左傾右斜。

小知識

柿子：性寒，有清熱、去煩、生津、潤肺、化痰、健脾、降壓等作用。但體弱多病者不宜多食，並宜飯後食用。

（二十四） 揉脇舒肝膽

兩掌沿脇肋部上下摩運三次。

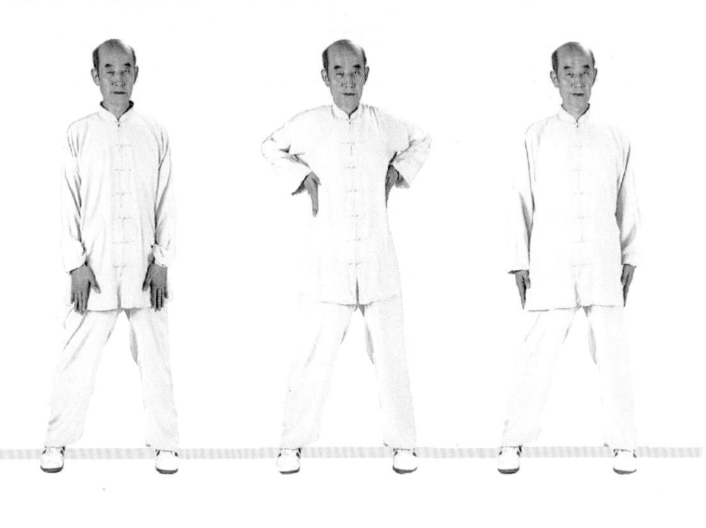

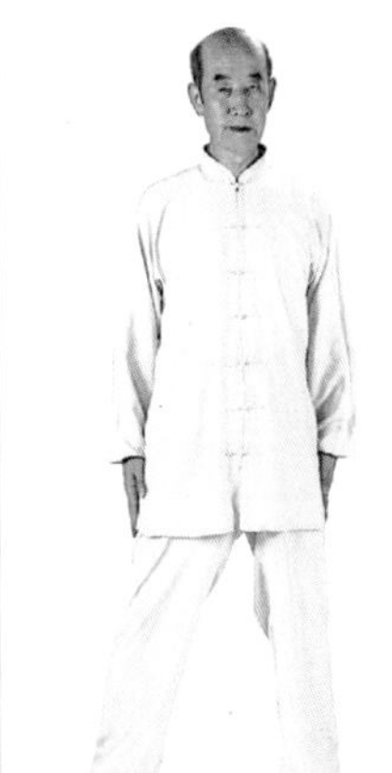

要求：

1. 精神集中，意守章門；
2. 兩掌摩運力量宜稍大；
3. 身體中正，不能前俯後仰，左傾右斜。

小知識

補陰的食物有蜂蜜、蜂乳、燕窩、銀耳、桑椹、冰糖、芝麻、龜肉、豬蹄、兔肉、牛奶、雞蛋、鴨蛋等。

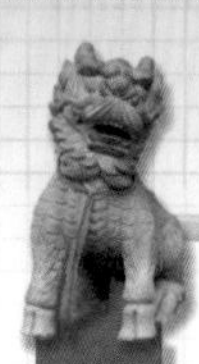

（二十五） 捶背通膀胱

兩手握拳後伸，捶胃俞三次。

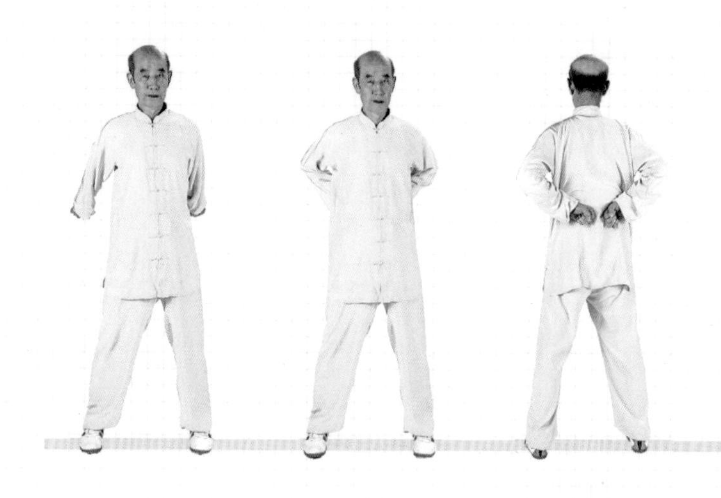

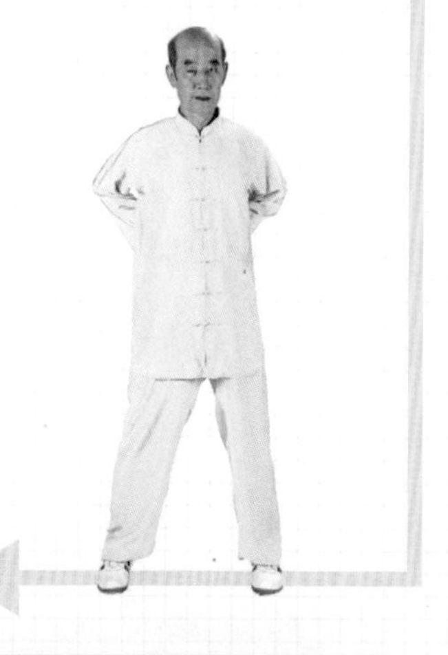

要求：

1.精神集中，意守胃俞；

2.捶叩的力量可稍大些；

3.動作配合細、勻、深、長的腹式呼吸。

小知識

少言語養內氣，戒色欲養精氣，薄滋味養血氣，咽精液養臟氣，莫嗔怒養肝氣，美飲食養胃氣，少思慮養心氣。 ——《壽親養老新書》

（二十六） 搓腰補腎元

兩拳變掌貼於腎俞，左右手交替上下各搓腰三次。

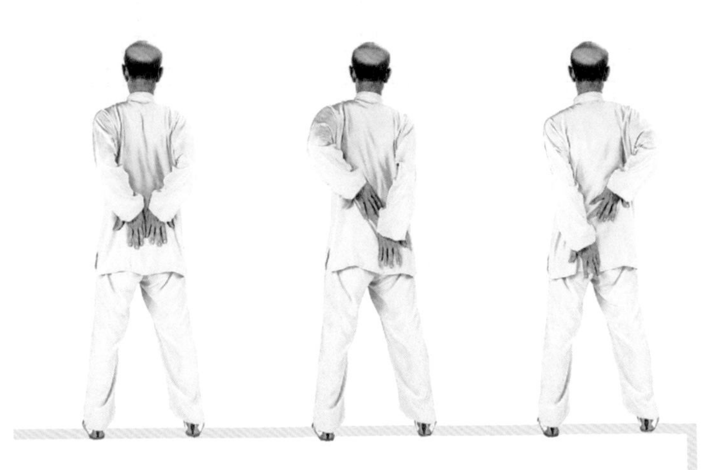

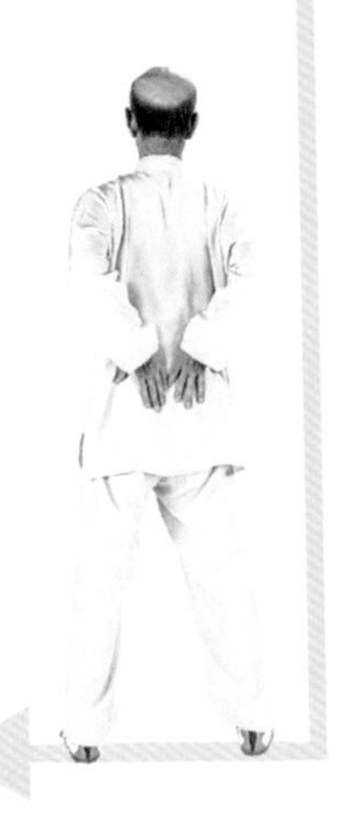

要求：

1.精神集中，意守腎俞；

2.摩運的力量應稍大些。

小知識　補陽的食物有：狗肉、兔肉、羊肉、鹿肉、蝦、大棗等。

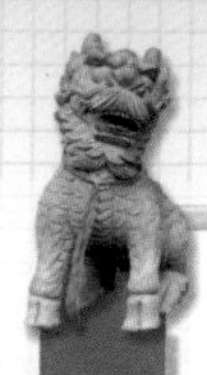

（二十七） 展髖體後仰

兩掌貼於腎俞，隨著吸氣，身體後仰。隨著呼氣，身體豎直，共做三次。

上體後仰時，兩掌推腎俞，後仰的幅度可稍大些。

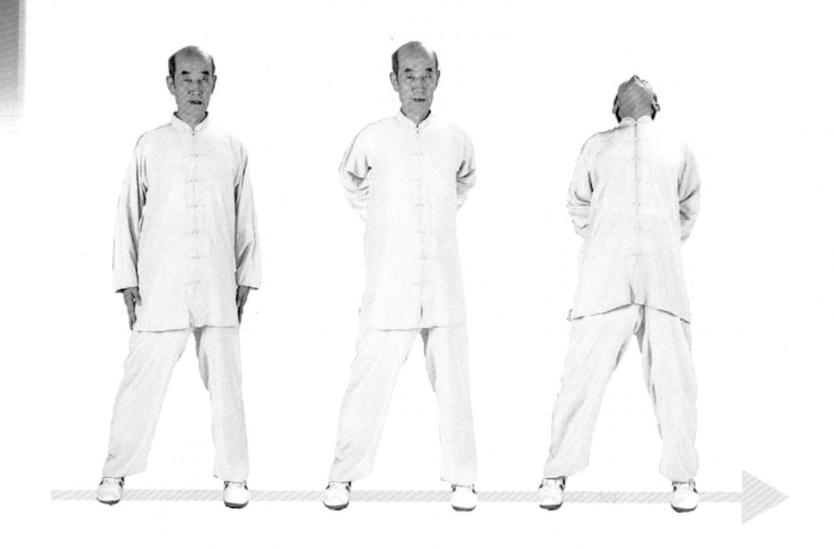

要求：

1.精神集中，意守腎俞；

2.後仰體時，腳趾抓地，站穩腳跟，後仰的幅度因人而異。

小知識

寒性體質的人比較怕冷，可吃些熱性食物。如：韭菜、洋蔥、大蒜、紅棗、荔枝乾、龍眼肉、柿餅、葡萄、杏子、栗子、桃子、牛肉、羊肉、鵪鶉、海參、黃鱔、鯽魚、雞、鵝、紅糖等。

（二十八） 轉體體不彎

兩手握拳收腰側。身體左轉，兩拳向上沖出。身體轉正，兩拳收於腰側。

接做右側動作。

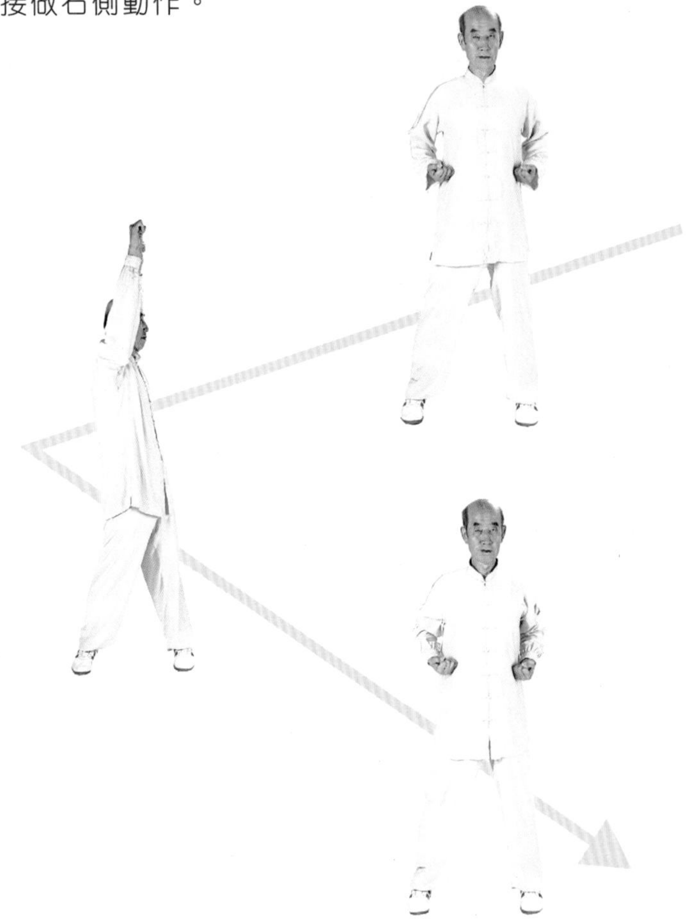

小知識	補血的食物有：胡蘿蔔、龍眼肉、葡萄、豬肝、羊肝、雞肝、牛筋、黃豆等。

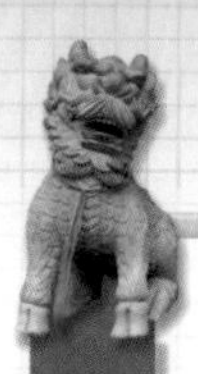

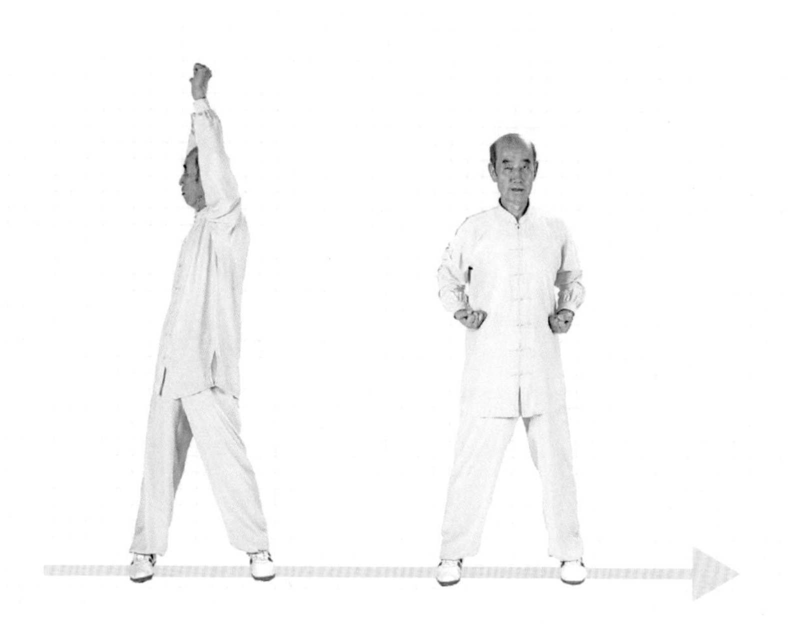

要求：

1.精神集中，意守命門；

2.轉體充分，不得前俯後仰、左傾右斜；

3.動作與細、勻、深、長的腹式呼吸緊密配合；

4.沖拳速度稍快並有力，沖出後應有短時間的停頓。

小知識

欲補無形之氣，須益有形之精；
欲補有形之精，須益無形之氣。

——《現代名醫醫案精華》

（二十九） 躬身拳觸腳

隨著呼氣，躬身腿伸直，拳觸腳背；隨著吸氣，掌摩腿前體直起，握拳收腰側，共做三次。

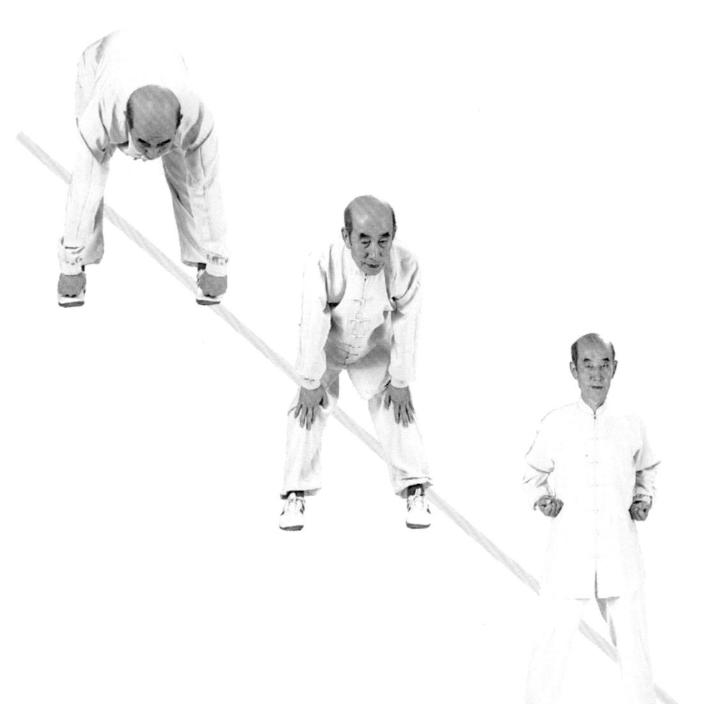

要求：

1. 精神集中，意守命門；
2. 上體前躬和上體豎直時速度宜徐緩；
3. 舒展身軀，兩腿伸直。

小知識

《千金要方》云：「養生有五難：名利不去為一難；喜怒不除為二難；聲色不斷為三難；滋味不絕為四難；神慮精散為五難。」

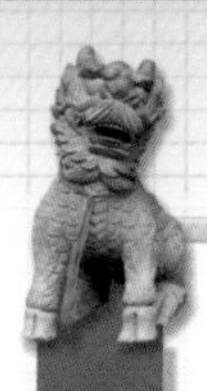

（三十） 旋脊似鷹盤

兩拳變掌移到腎俞，先順時針方向旋腰三周，再逆時針方向旋腰三周。

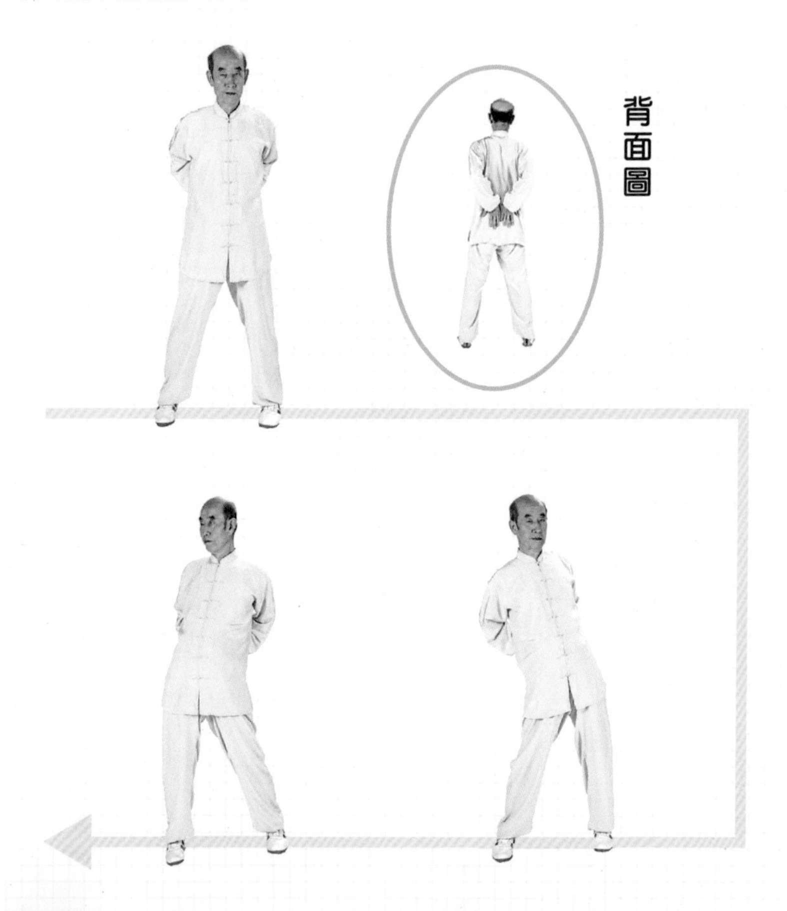

小知識

熱性體質的人平時怕熱，可吃一些涼性食物。如：冬瓜、苦瓜、西瓜、銀耳、海帶、菠菜、芹菜、蘿蔔、竹筍、綠豆、香蕉、百合、柚子、生梨、甲魚、烏龜、田雞、田螺、螃蟹、蝸牛、鴨等。

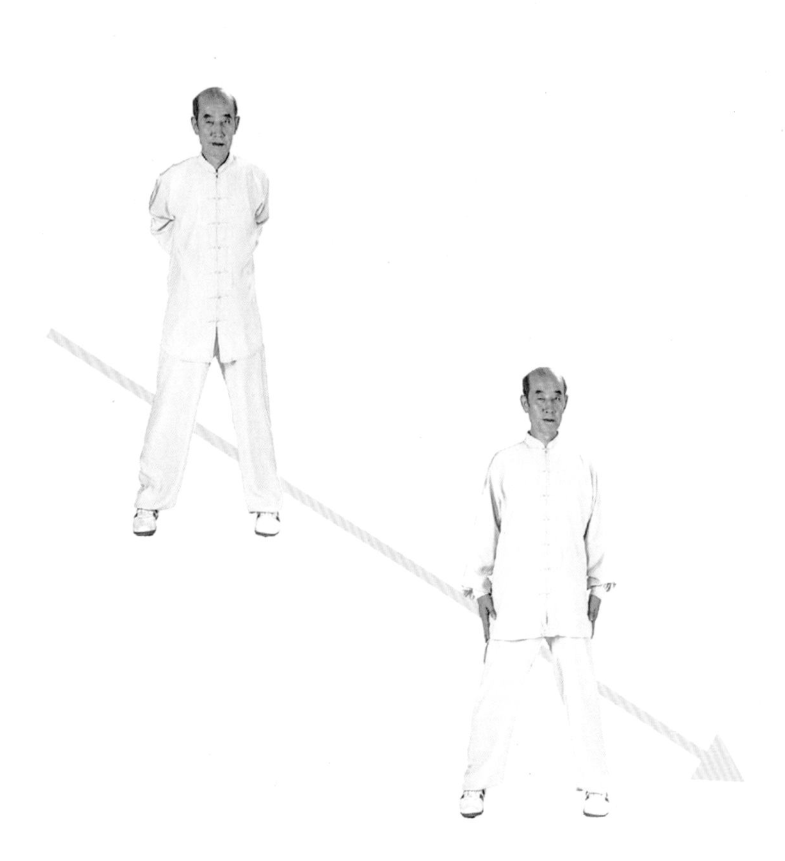

要求：

1.精神集中，意守命門；

2.周身放鬆，呼吸自然；

3.腰部旋轉幅度宜大，兩腿伸直，兩掌依次推動腰部，上體允許有適度的前俯後仰，但頭部的投影一定在兩腳之間。

小知識	飲食長壽歌： 少肉多菜，少糖多果；少鹽多醋，少食多嚼。

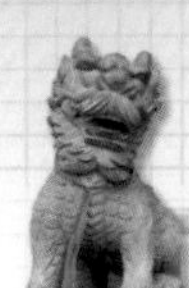

（三十一） 靠襠須頂膝

兩手叉腰，身體左轉，靠襠頂左膝。身體轉正，兩腿伸直，接做右側動作。還原成開步站立勢。

要求：

1. 精神集中，意守命門；
2. 動作與呼吸緊密配合；
3. 靠襠宜靠緊，頂膝稍用力。

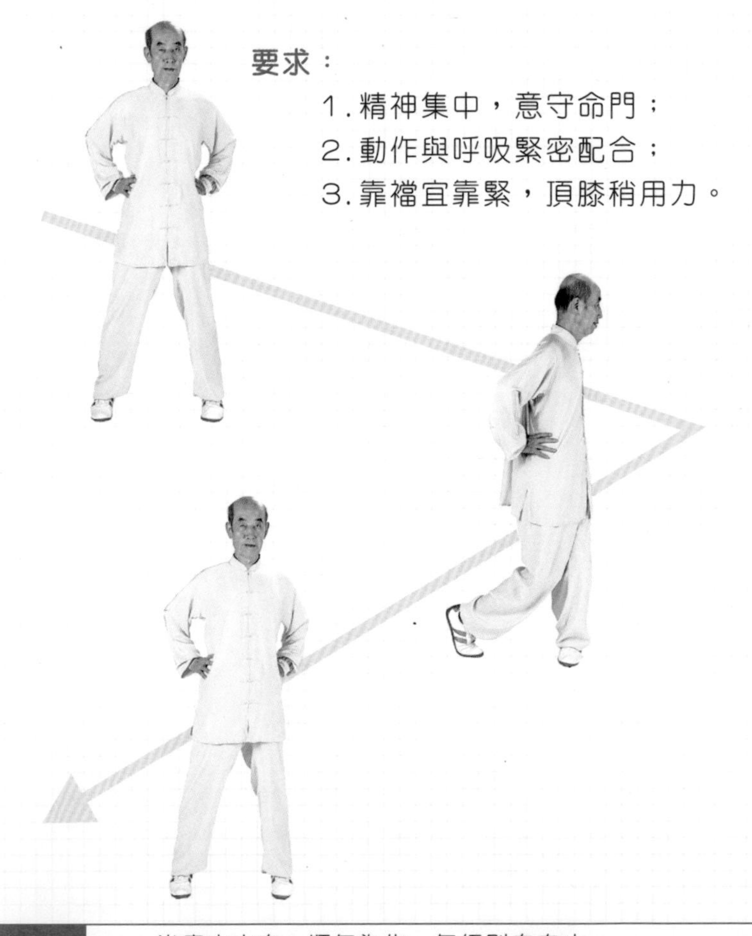

小知識

治實火之血，順氣為先，氣行則血自止；
治虛火之血，養正為先，氣壯則血自攝。
——《醫方集解》

（三十二） 拍股還跳間

隨著吸氣，提踵捲指側分掌；隨著呼氣，震腳蹲腿拍環跳。共做三次。

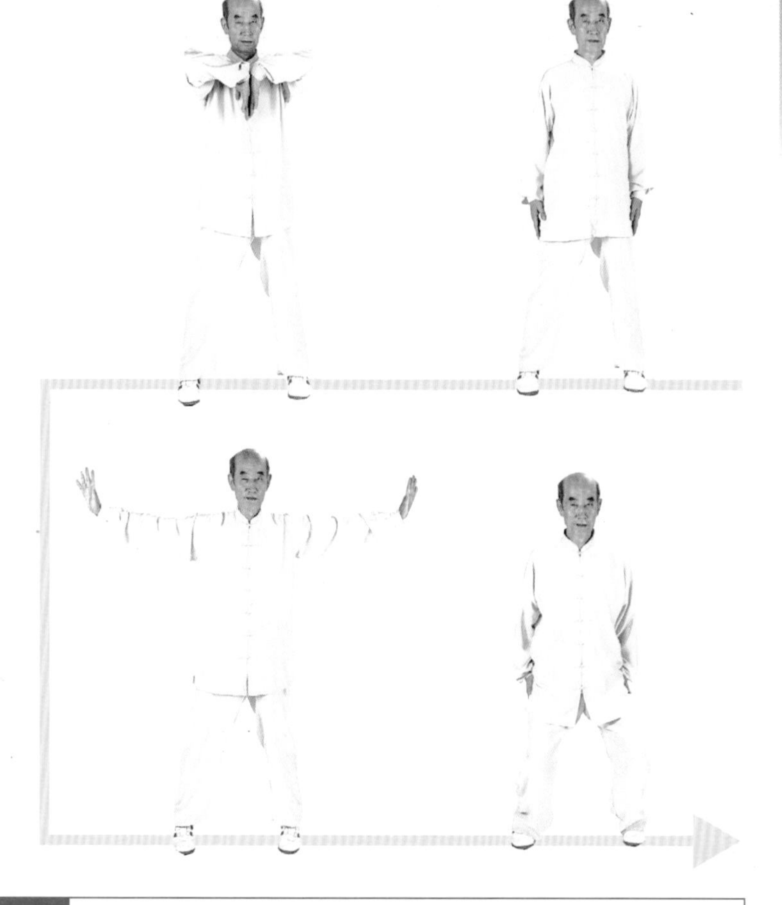

小知識

胃陽弱而百病生，脾陰足而萬邪息。
脾胃乃後天之本，老年要以調脾胃為切要。
——《老老恒言》

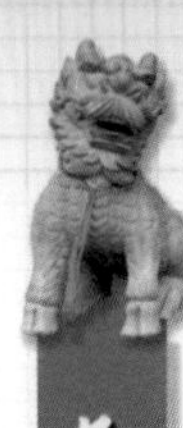

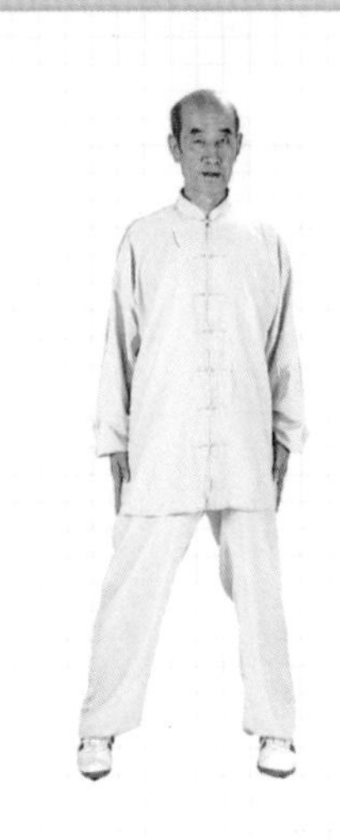

要求：

1. 精神集中，意守環跳；

2. 動作配合細、勻、深、長的腹式呼吸；

3. 身體中正，拍擊的力量可稍大些。

（三十三）　按摩足三陽

兩手握拳於腰側，隨著呼氣，左掌按摩足三陽，隨著吸氣，上體直起，兩掌握拳於腰側，再做右側動作。一左一右為一次，共做三次。

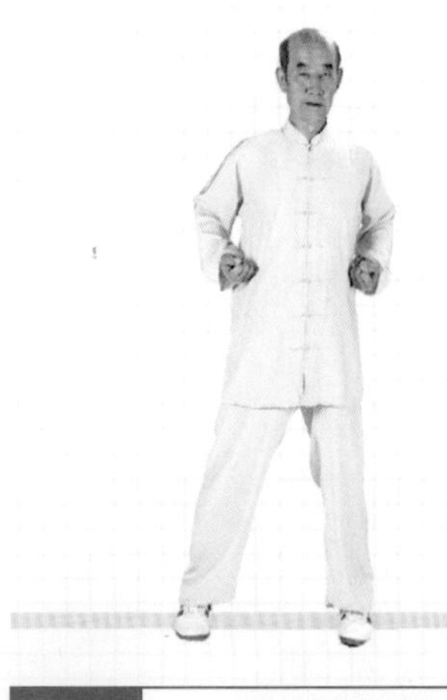

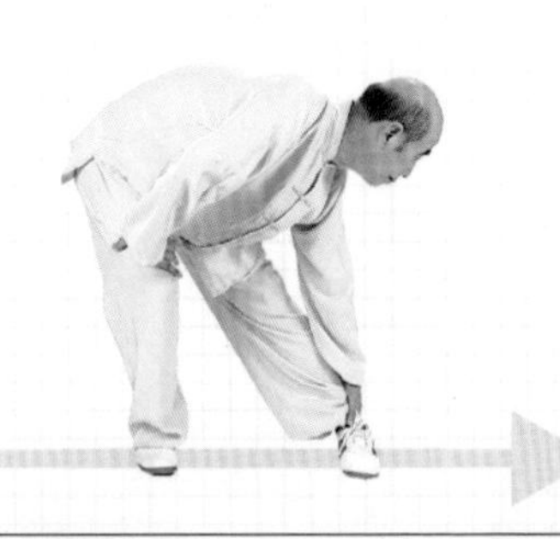

小知識

肝以散為補；心腎為收為補；
脾以燥為補；肺以潤為補；
腸胃以通為補。　　——《怡堂散記》

要求：

1.精神集中，意在引氣；

2.向下按摩足三陽經脈時力量可稍大；

3.身體側傾時需抬頭。

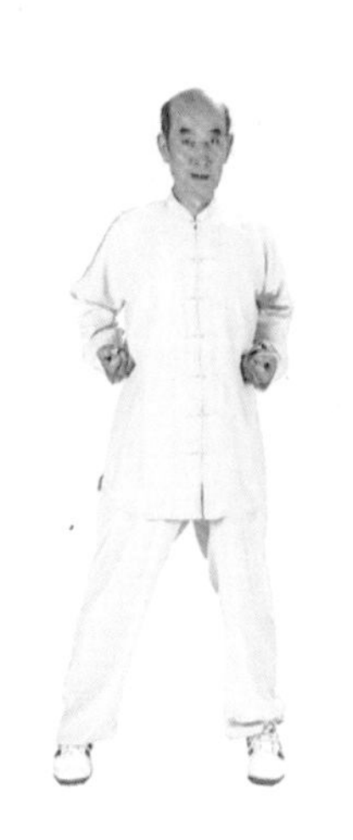

（三十四） 盤根身踝轉

隨著吸氣，左轉盤根架插掌。隨著呼氣，身體轉正收雙拳。接做右側動作。一左一右為一次，共做三次。

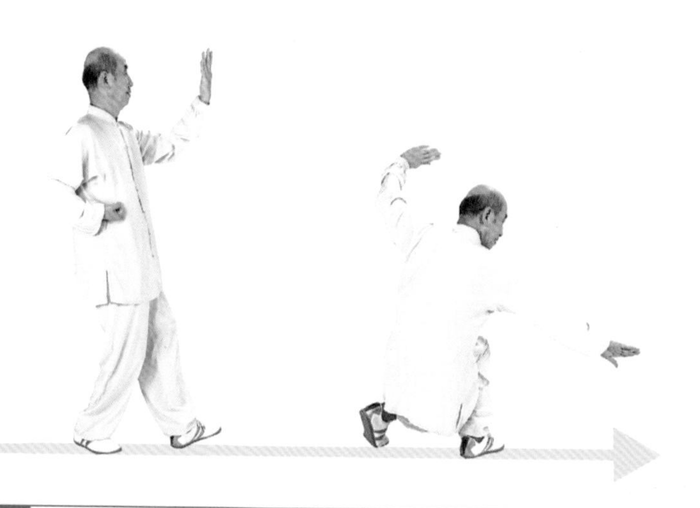

小知識

口舌生瘡是脾經之熱積，
鼻竅流血因肺臟之風侵。 ——《醫家四要》

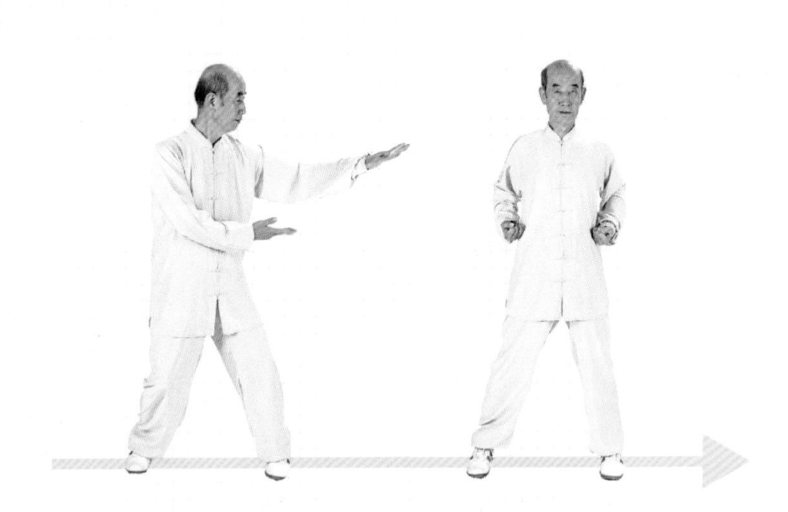

要求：

1.精神集中，意守勞宮；
2.上下肢協調一致，動作與呼吸緊密配合；
3.成歇步時兩腿盤緊，轉身旋踝要充分。

（三十五） 亮掌丁步站

隨著吸氣，左丁步亮右掌；隨著呼氣，左腳開步收雙拳。隨著吸氣，右丁步亮左掌；隨著呼氣，右腳開步收雙拳。做完後，左腳向右腳併攏，兩拳變掌垂於體側。

小知識

男子之勞，起於傷精；
女子之勞，起於經閉；
童兒之勞，得之母胎 ——《明醫指掌》

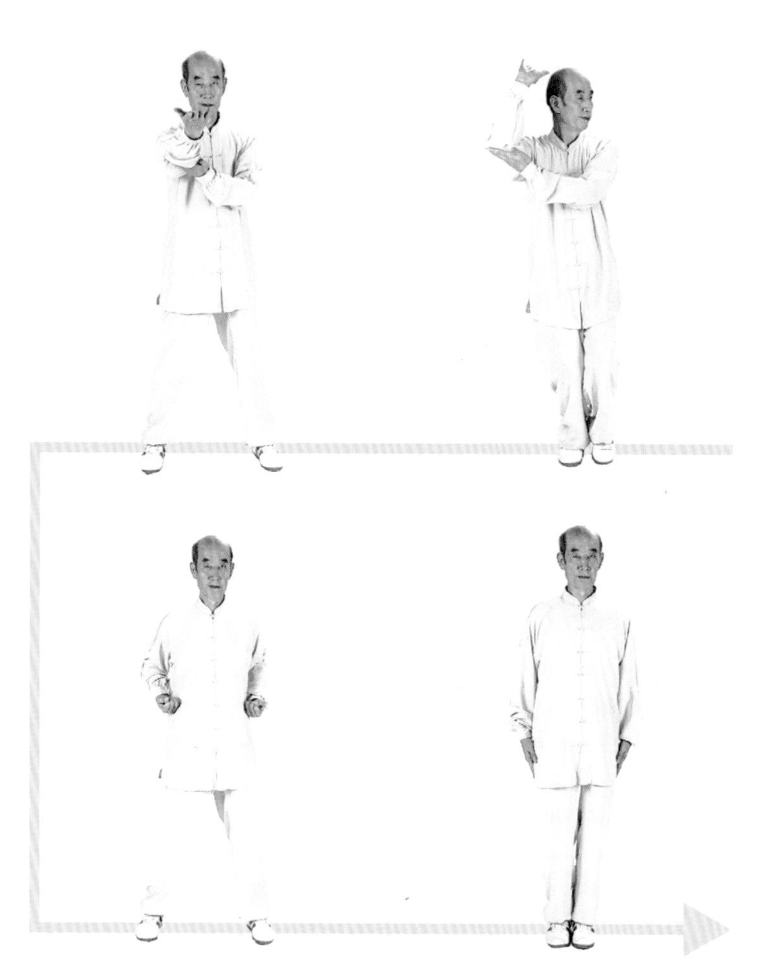

要求：

1. 精神集中，意採天陽之氣；
2. 成丁步時，上體正直，鬆腰斂臀；
3. 動作與呼吸緊密配合。

小知識

肝血不足，眼昏生花；
久視無力，腎水欠盈。 ——《證治匯補》

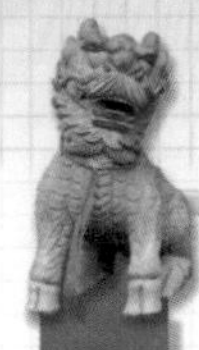

（三十六）　蹲膝鶴頂捻

隨著呼氣，兩膝併攏全蹲。隨著吸氣，直腿按捻雙膝。共做三次。

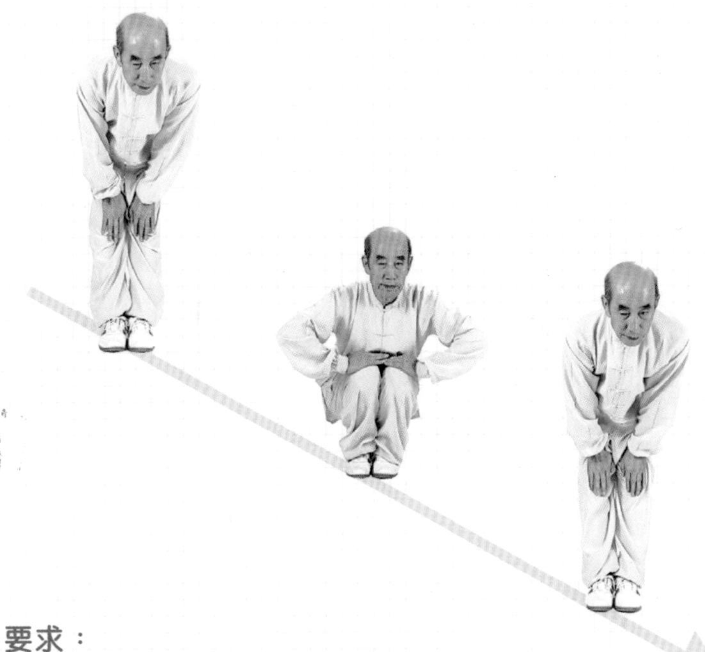

要求：

1.精神集中，意守鶴頂；

2.動作與呼吸緊密配合，動作宜徐緩，呼吸宜深長；

3.儘量下蹲，最好全蹲，腳跟不得提起，兩膝不能分開。

小知識

子曰：「學而時習之，不亦樂乎！有朋自遠方來，不亦樂乎！人不知而不慍，不亦君子乎！」

——《論語・學而第一》

（三十七） 顛足力適度

隨著吸氣，腳跟提起。隨著呼氣，腳跟震地。一吸一呼為一次，共做三次。

要求：

1.精神集中，意守湧泉；

2.提踵要高，震腳貴於自然，力量適當；

3.身體中正，不僵不拘。

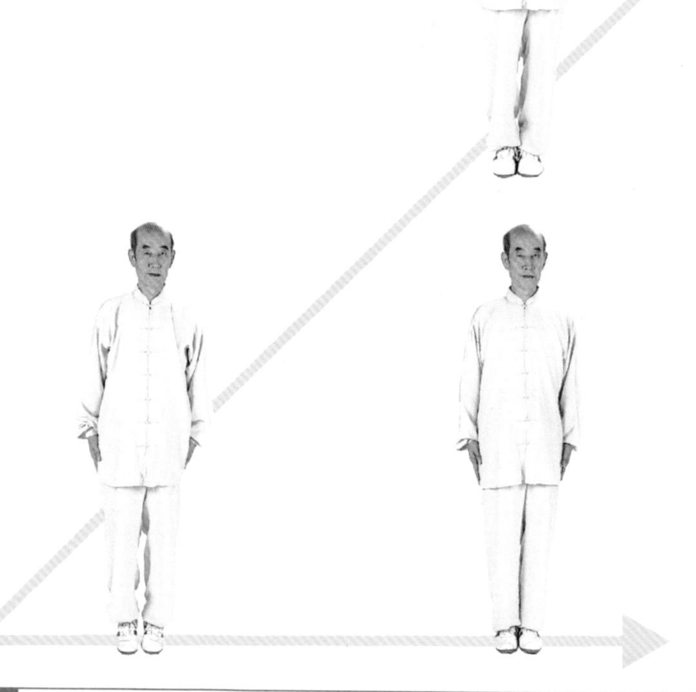

小知識

治水者必先治氣，治腎者必先治肺。

——《景岳全書》

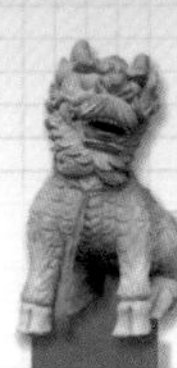

（三十八） 採氣法自然

隨著吸氣，腳跟提起，兩掌側擺頭上合。隨著呼氣，腳跟落地，氣息歸元掌下落，共做三遍。

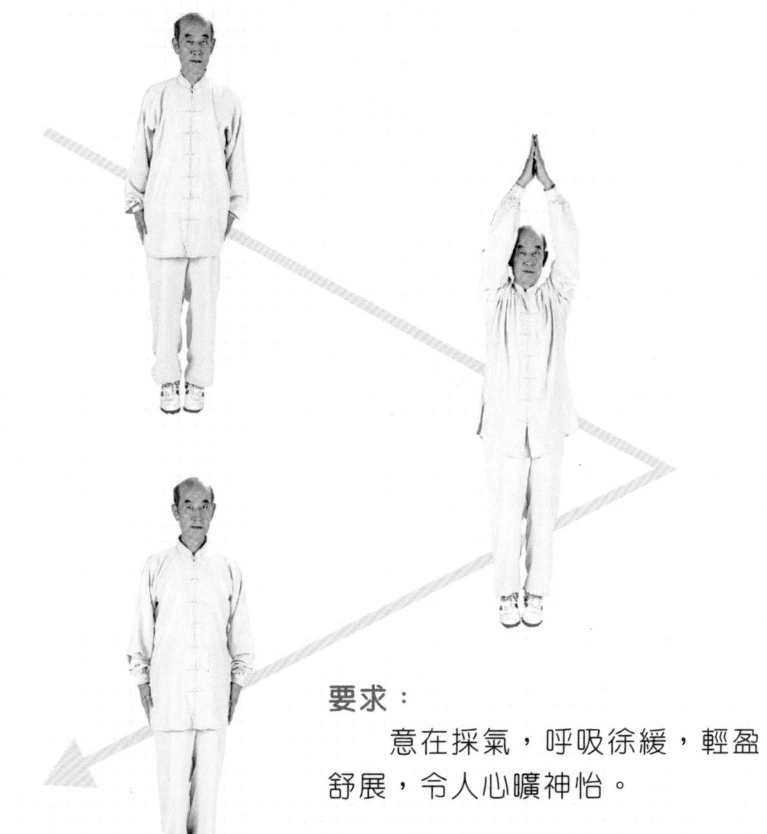

要求：

意在採氣，呼吸徐緩，輕盈舒展，令人心曠神怡。

小知識

攻邪所以救正；補正即可祛邪。
補正邪自除；攻邪正自復。 ——《醫門棒喝》

（三十九） 寬心得大還

左腳向左開步，隨著兩腿半蹲，兩掌抱於腹前。

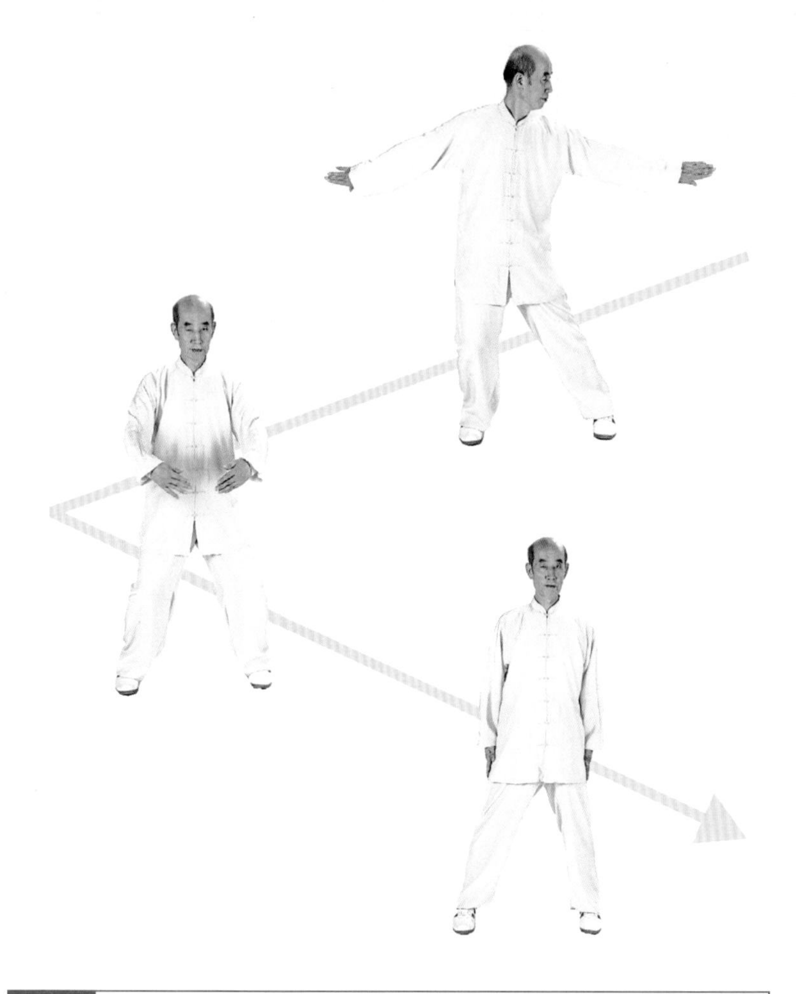

小知識

曾子曰：「吾日三省吾身：為人謀而不忠乎？與朋友交而不信乎？傳而不習乎？」

——《論語・學而第一》

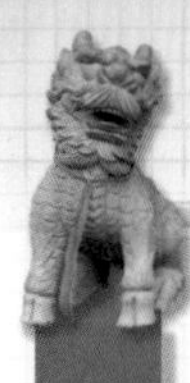

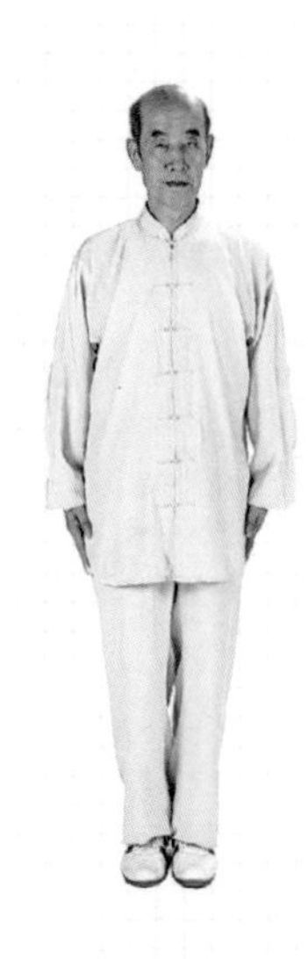

要求：

　　恬淡虛無，精神內守，舒適自然，萬慮皆拋。

　　整個功法，到此結束。衷心希望國內外各界朋友：學做樂天派，養生樂融融，導引心自樂，祝君早還童！

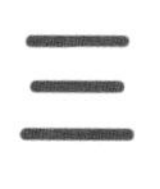

三　連續套路示範

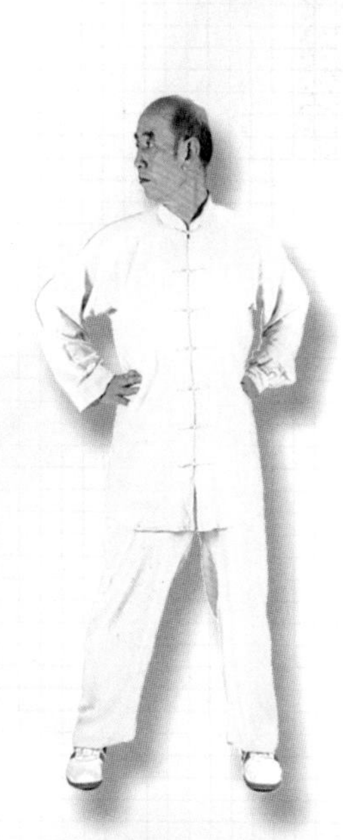

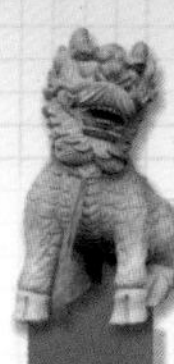

九九還童功

功前準備

默念練功口訣：

夜闌人靜萬慮拋，意守丹田封七竅。
呼吸徐緩搭鵲橋，身輕如燕飄雲霄。

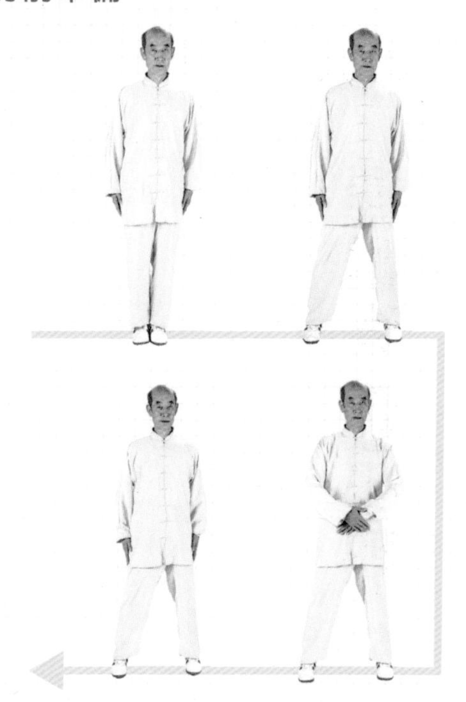

一　冥心閉目站

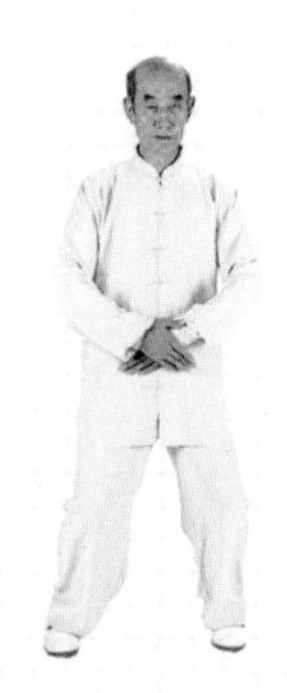

二 調息貴勻緩

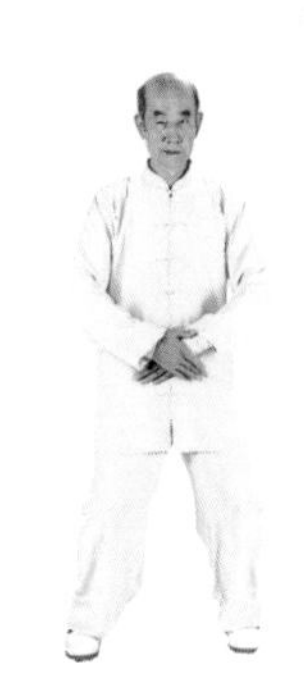

三 揩鼻通清氣

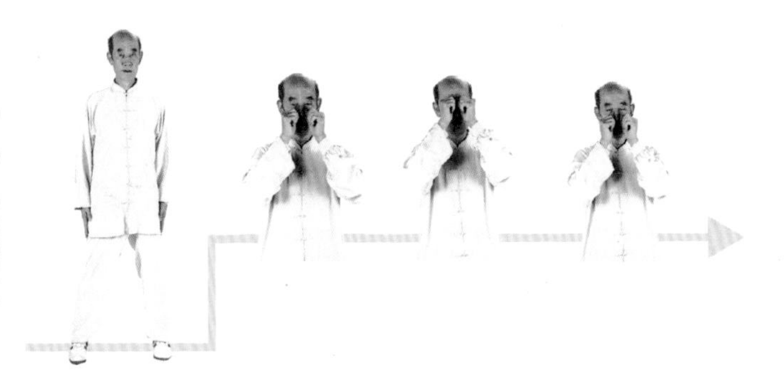

四 運睛除目患

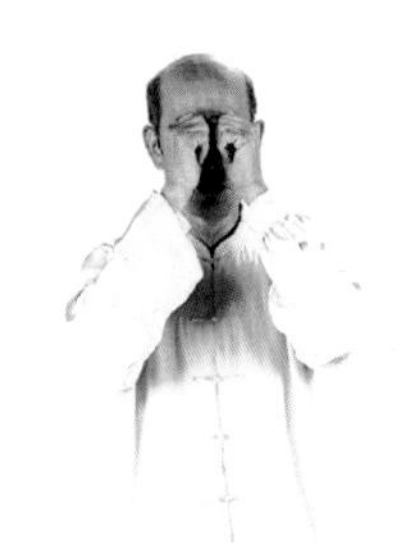

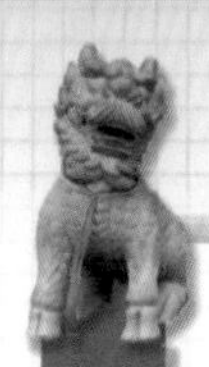

五 抹眉治眼疾

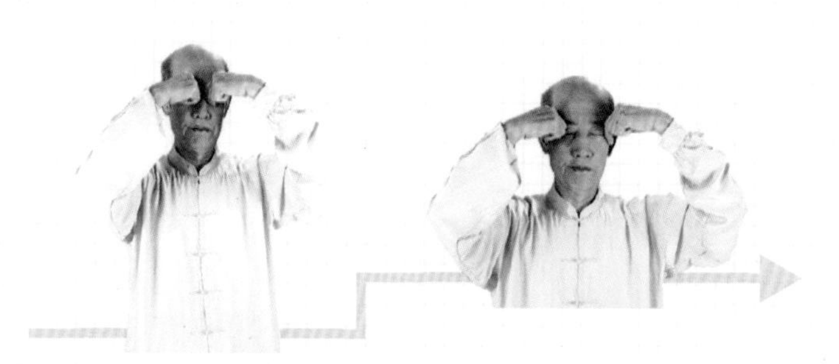

六 拉耳聽覺還

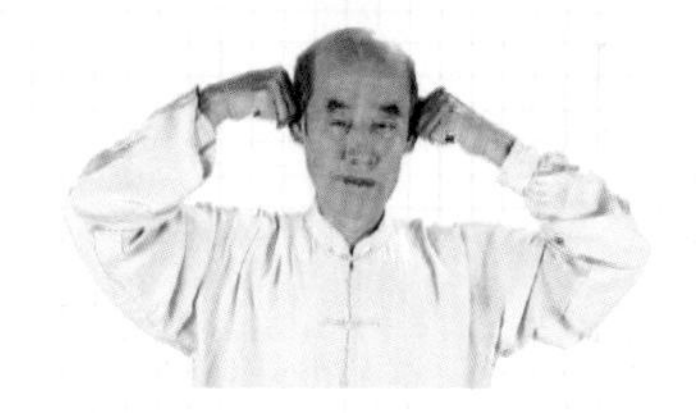

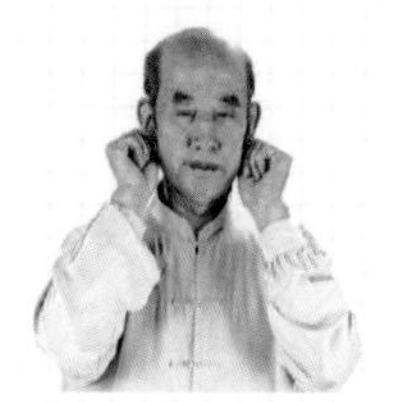

七 叩齒堅牙齒

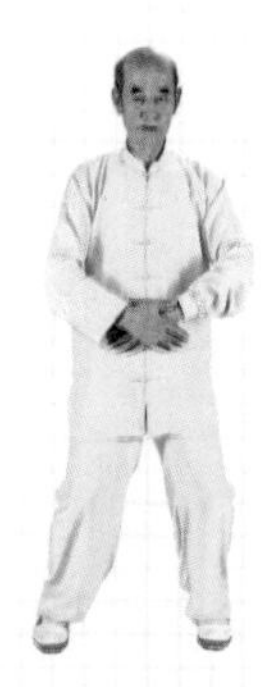

八 攪海玉液滿

接上式，兩手兩腳不動，赤龍在口腔中從左和從右各攪拌三次。

九 鼓漱再生津

接上式，兩手兩腿仍不動，兩腮鼓動36次。

十 吞津入丹田

接上式，兩手兩腿仍不動，將口中產生的唾液分三口咽下。

十一 摩面除面病

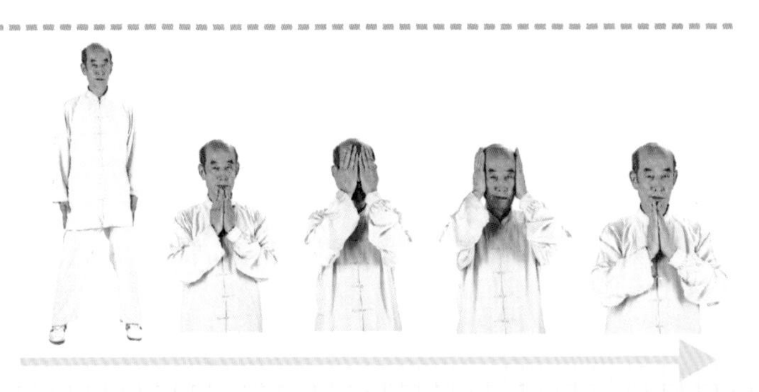

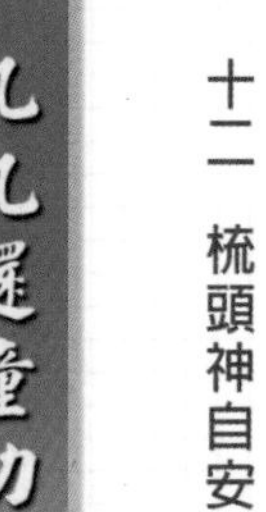

十二　梳頭神自安

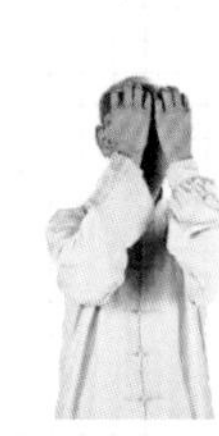

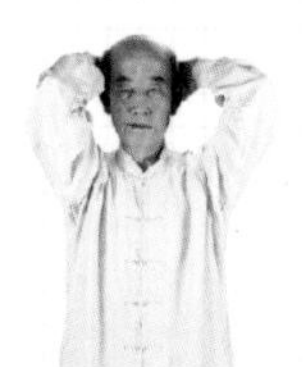

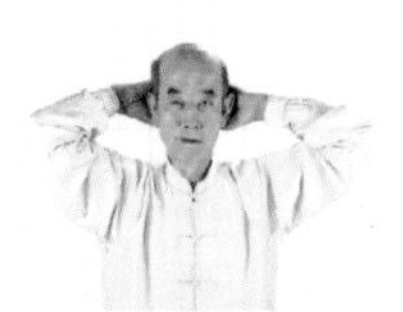

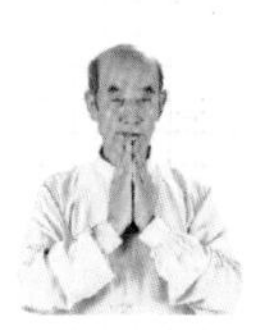

十三　擠項醒腦海

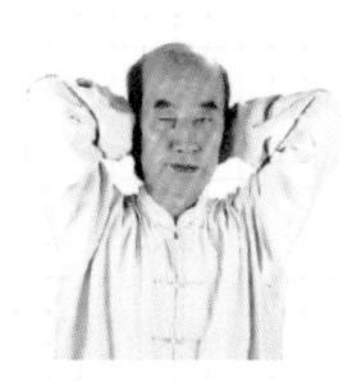

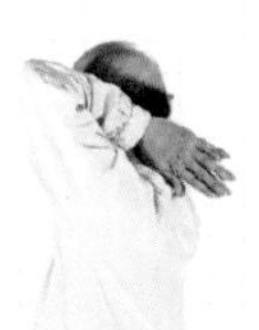

十四　托腮治癱瘓

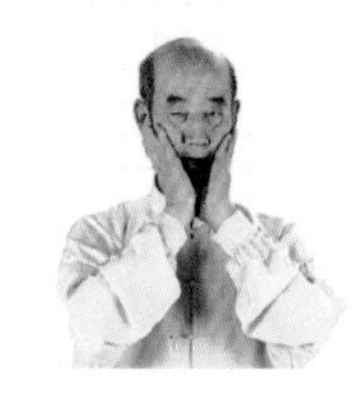

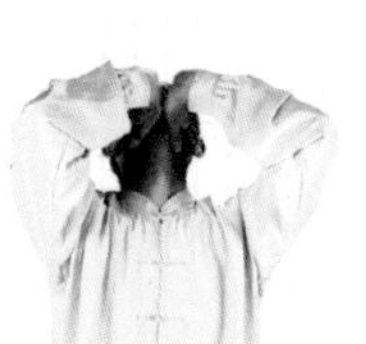

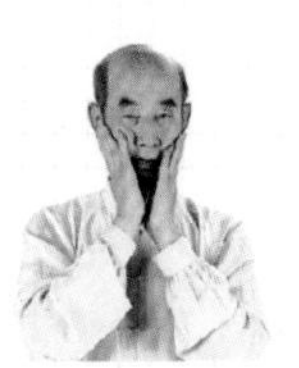

十五　轉頸強身體

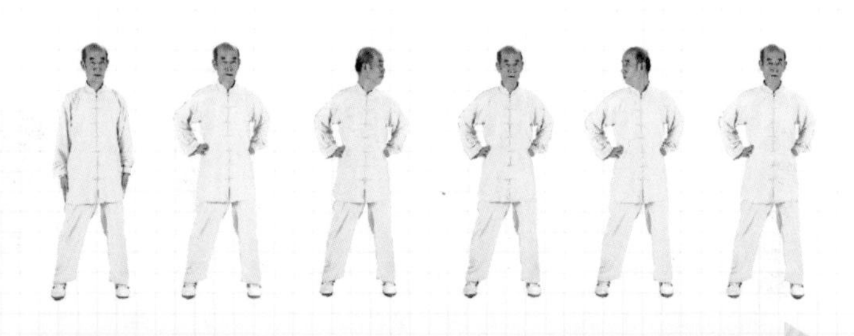

十六 繞肩止痛炎

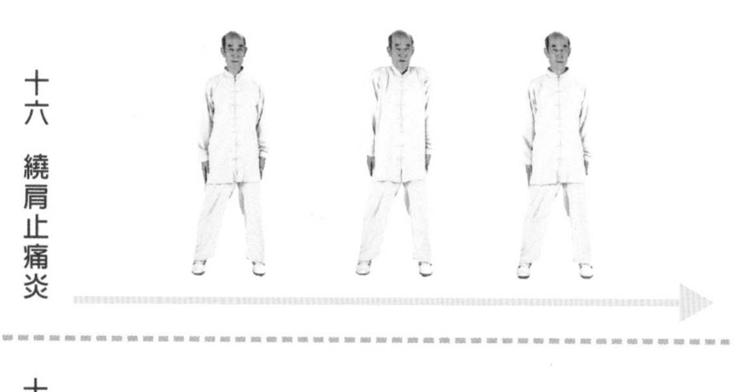

十七 活肘暢心肺

十八 沖拳向身前

十九 推掌朝體側

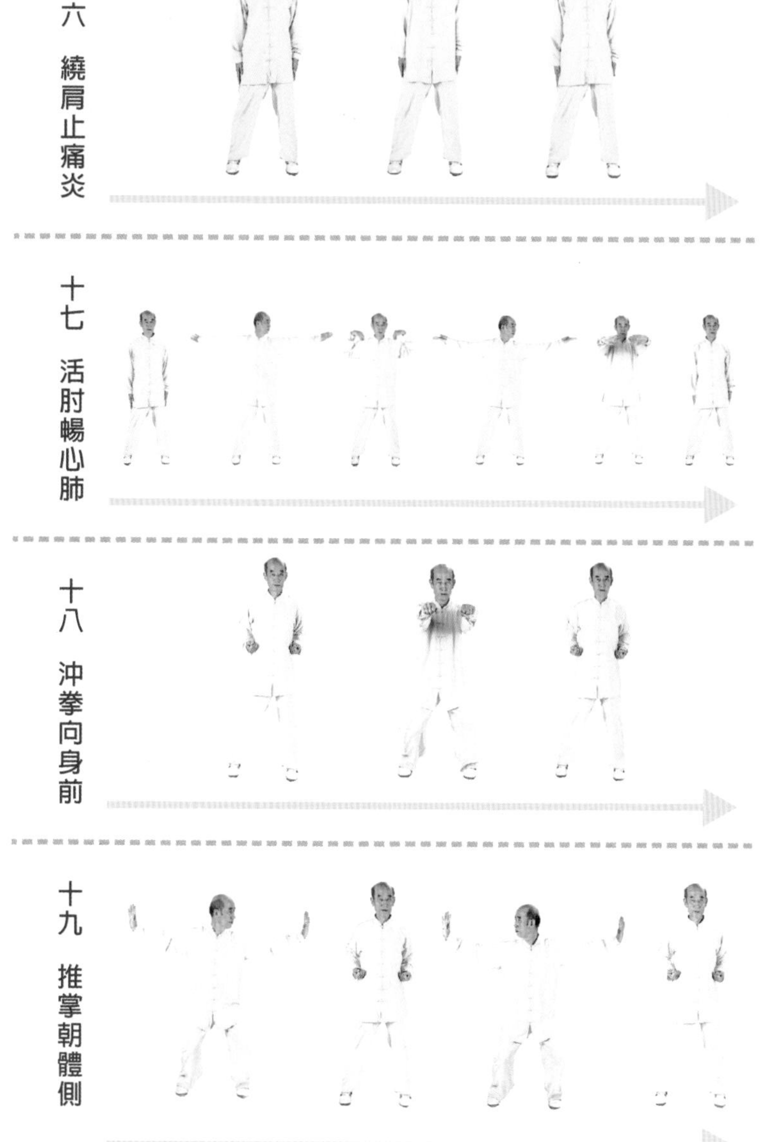

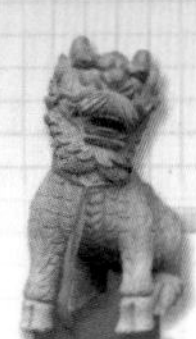

二十 舉腕腕懸天

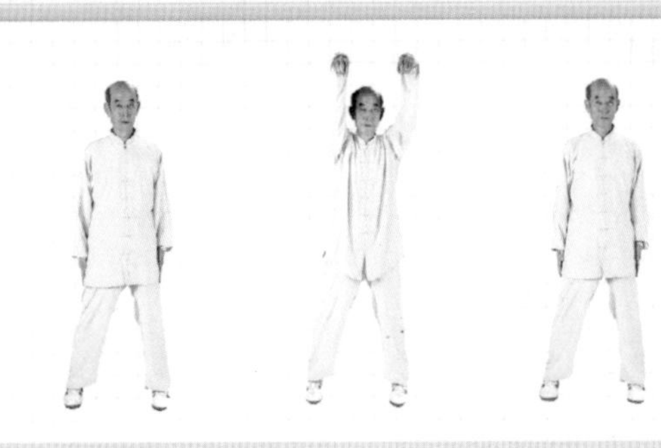

二十一 洗手揉搓掌

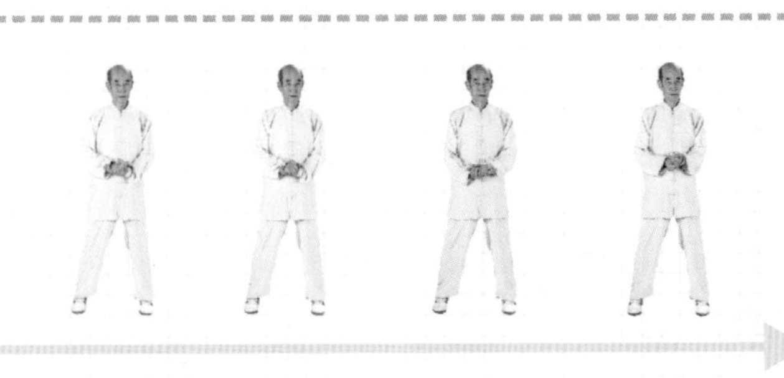

二十二 抉指手背翻

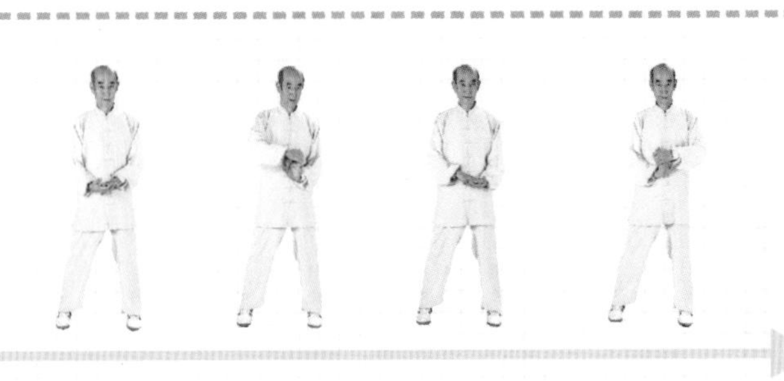

二十三 揉腹醫積邪

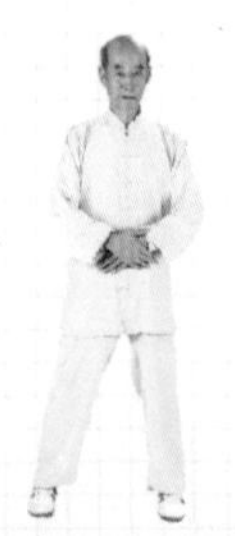

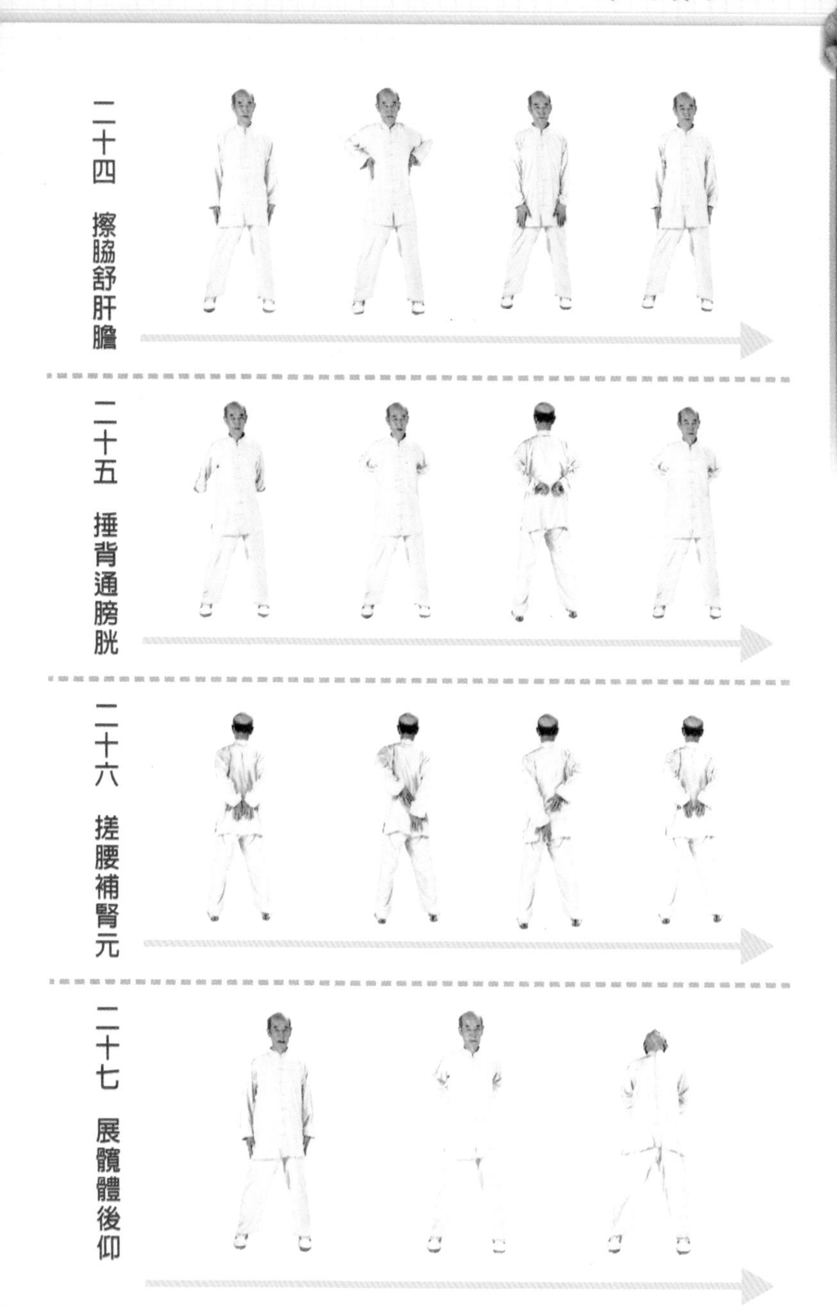
二十四 擦脇舒肝膽
二十五 捶背通膀胱
二十六 搓腰補腎元
二十七 展髖體後仰

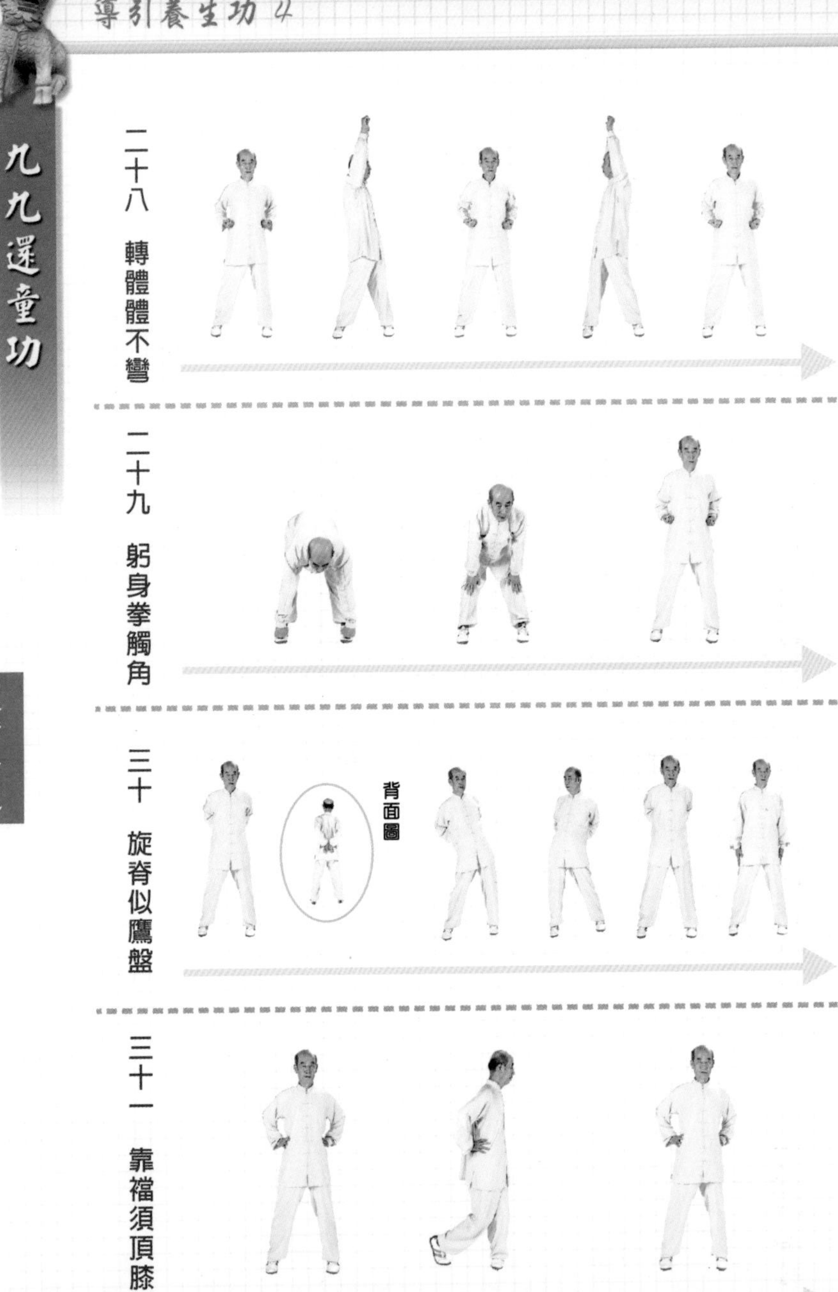
二十八 轉體體不彎
二十九 躬身拳觸角
三十 旋脊似鷹盤
背面圖
三十一 靠襠須頂膝

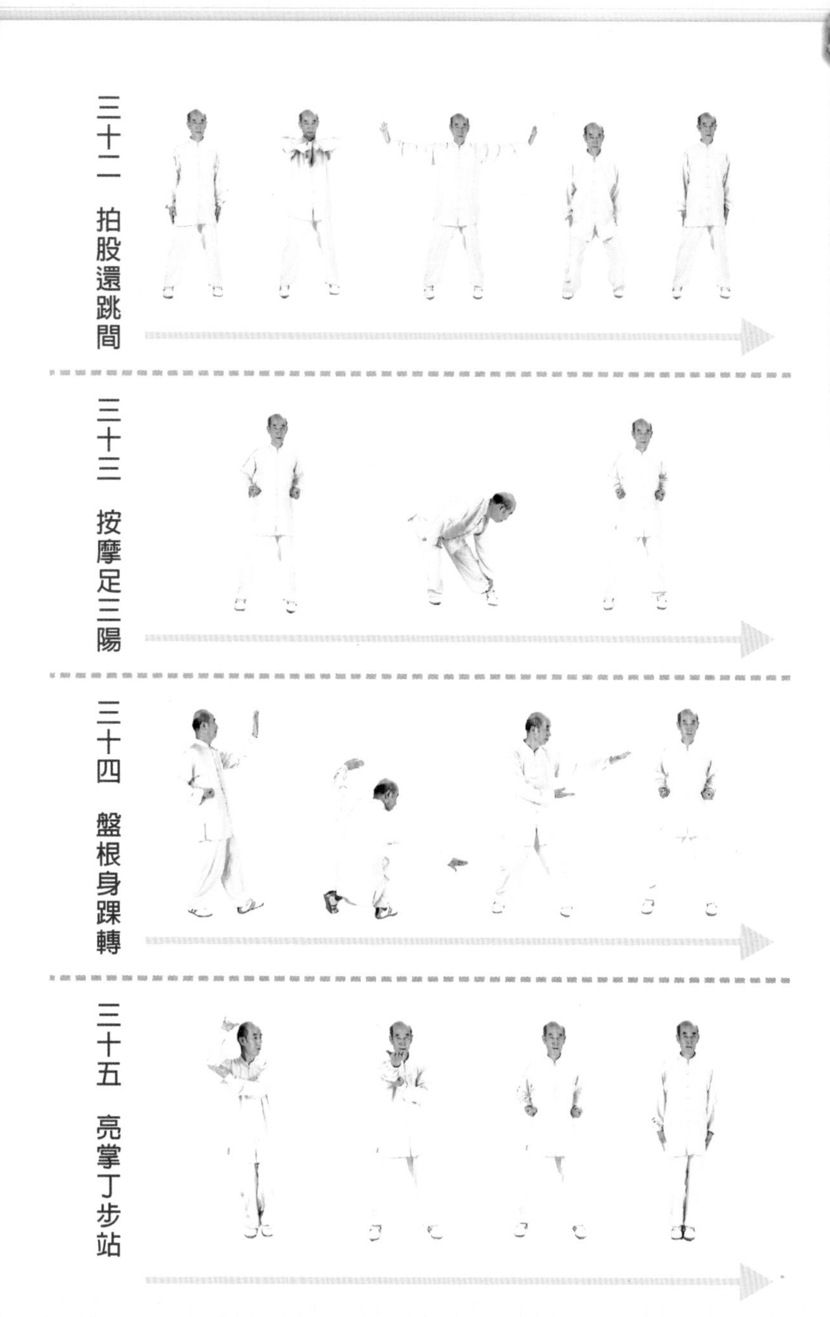

三十二 拍股還跳間
三十三 按摩足三陽
三十四 盤根身踝轉
三十五 亮掌丁步站

三十六 蹲膝鶴頂捻

三十七 顛足力適度

三十八 採氣法自然

三十九 寬心得大還

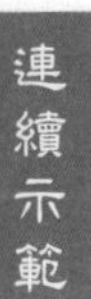

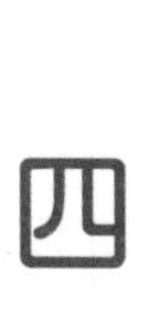

四 經絡圖

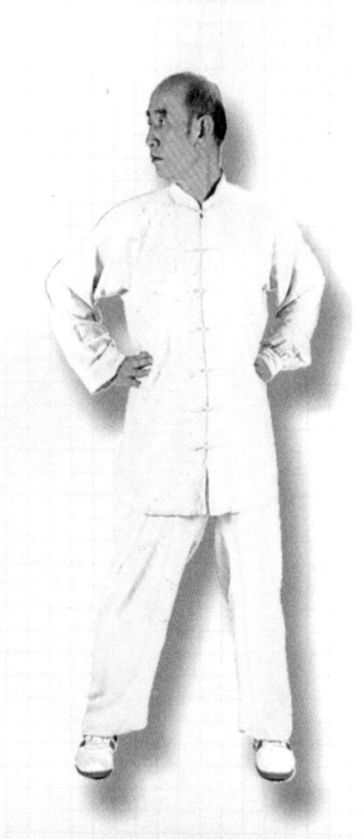

手太陰肺經

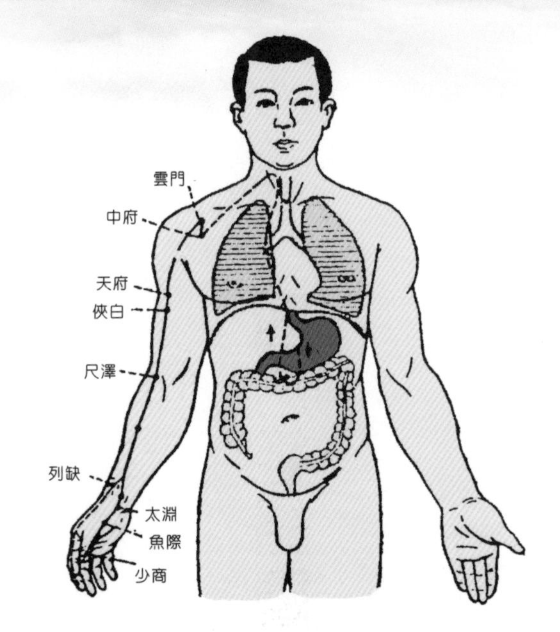

手陽明大腸經

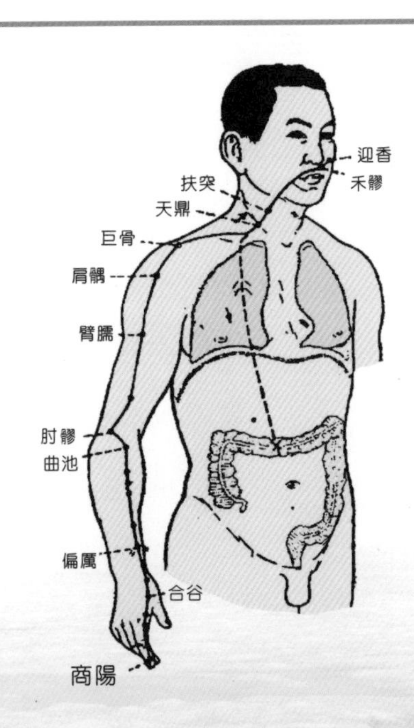

足陽明胃經

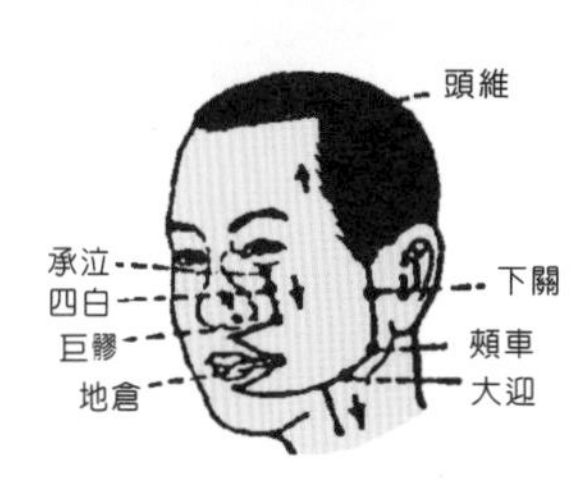
頭維
承泣
四白
巨髎
地倉
下關
頰車
大迎

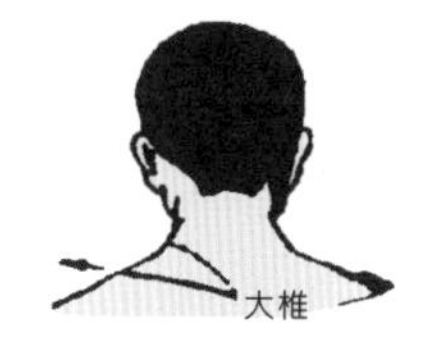
大椎

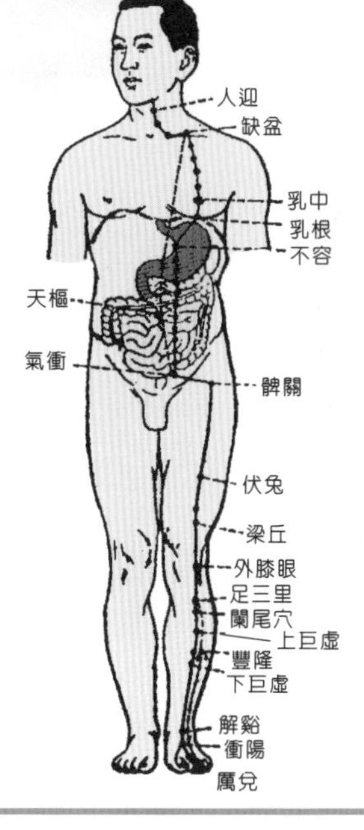
人迎
缺盆
乳中
乳根
不容
天樞
氣衝
髀關
伏兔
梁丘
外膝眼
足三里
闌尾穴
上巨虛
豐隆
下巨虛
解谿
衝陽
厲兌

足太陰脾經

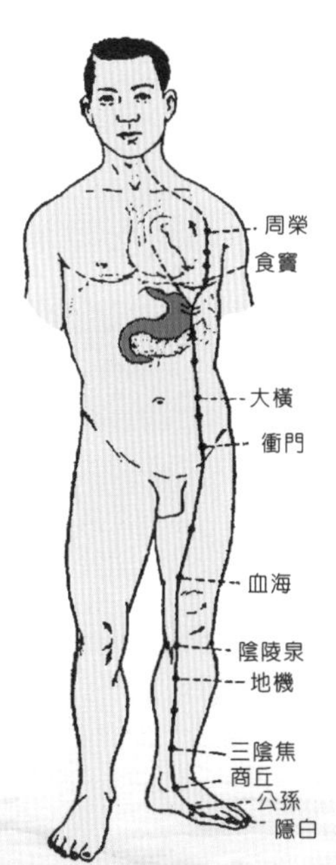
周榮
食竇
大横
衝門
血海
陰陵泉
地機
三陰焦
商丘
公孫
隱白

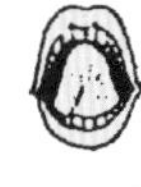

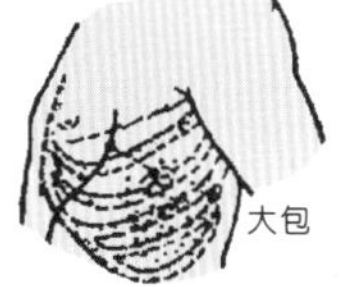
大包

手少陰心經

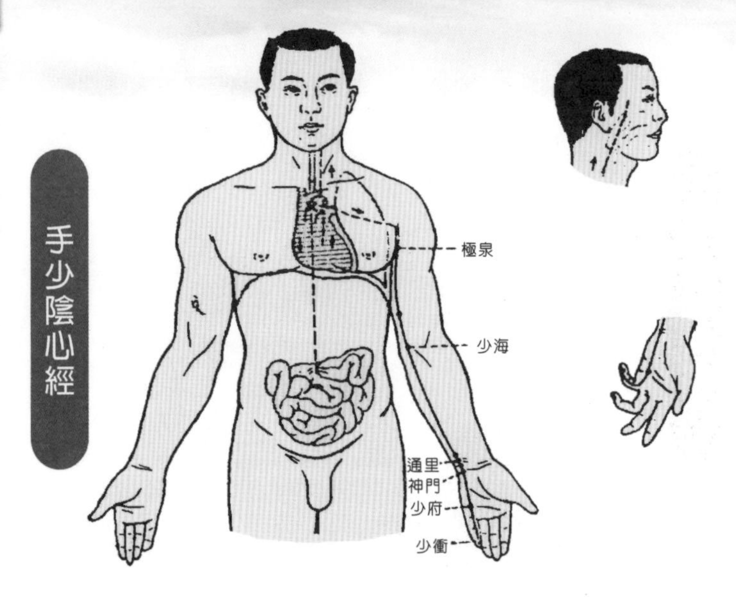

手太陽小腸經

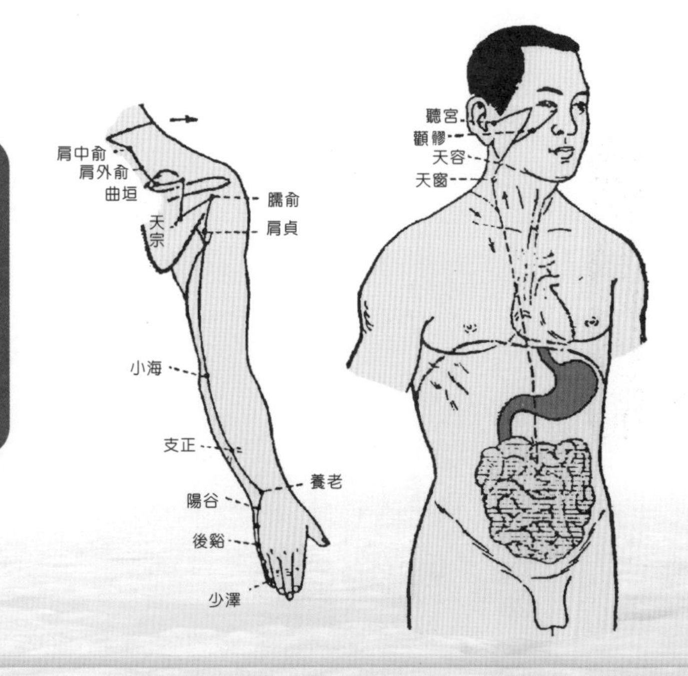

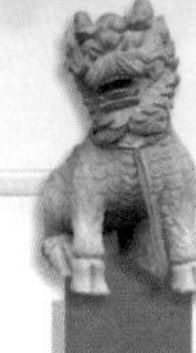

足太陰膀胱經

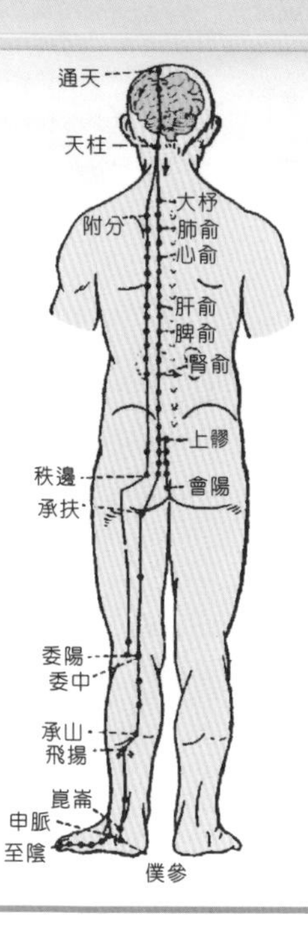

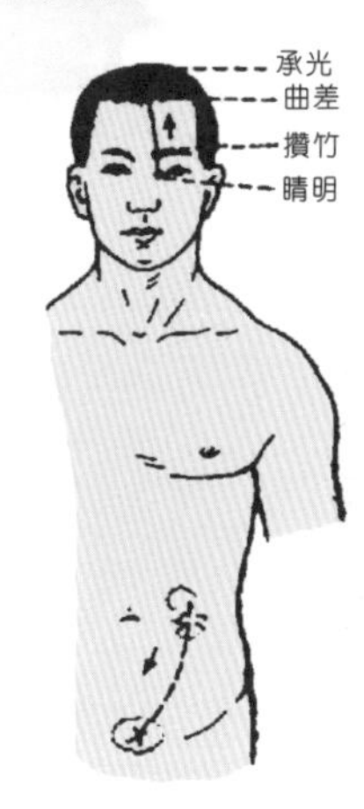

足少陰腎經

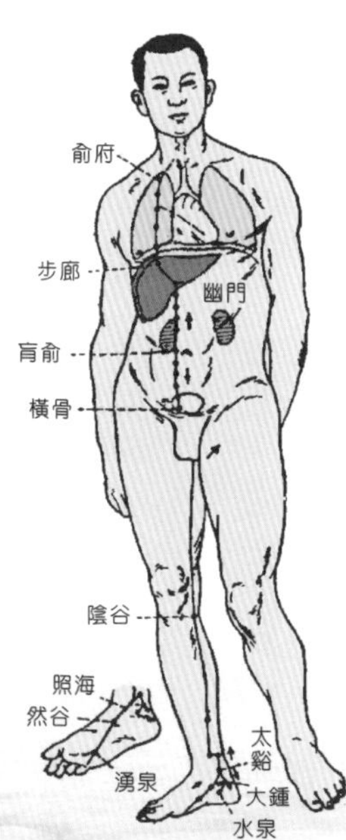

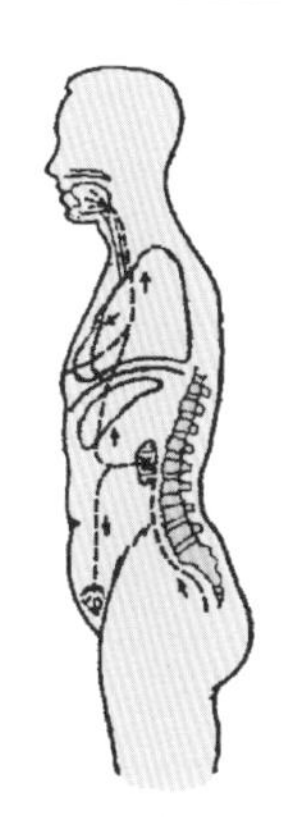

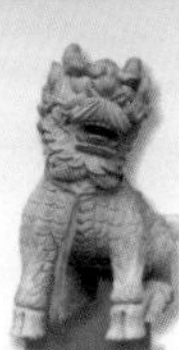

手厥陰心包經

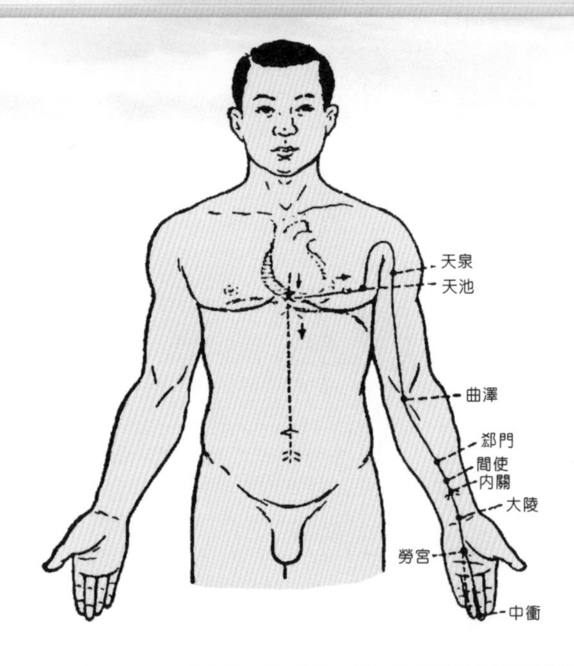

手少陰三焦經

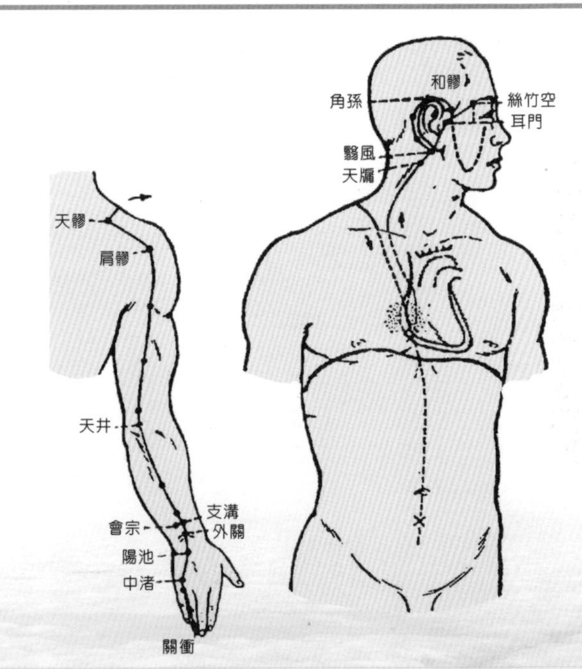

足少陽膽經

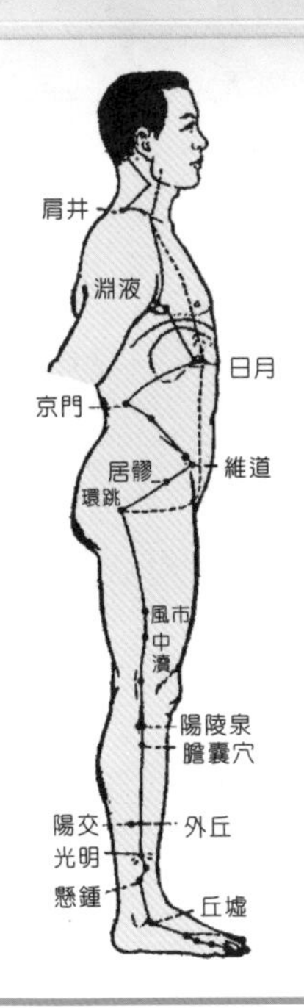
肩井
淵液
日月
京門
居髎
維道
環跳
風市
中瀆
陽陵泉
膽囊穴
陽交
外丘
光明
懸鍾
丘墟

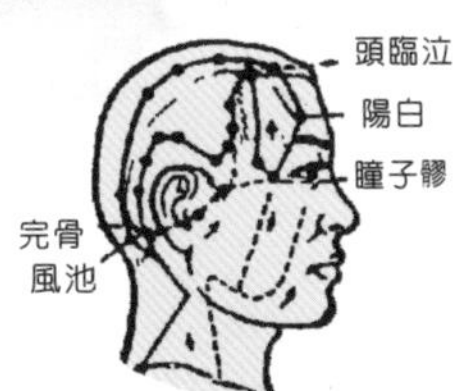
頭臨泣
陽白
瞳子髎
完骨
風池

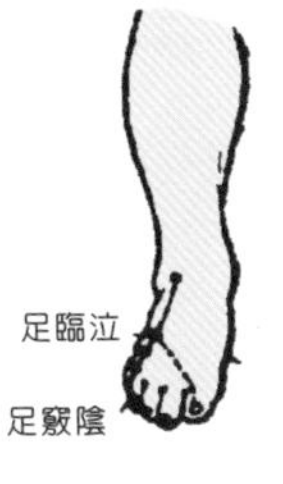
足臨泣
足竅陰

足厥陰肝經

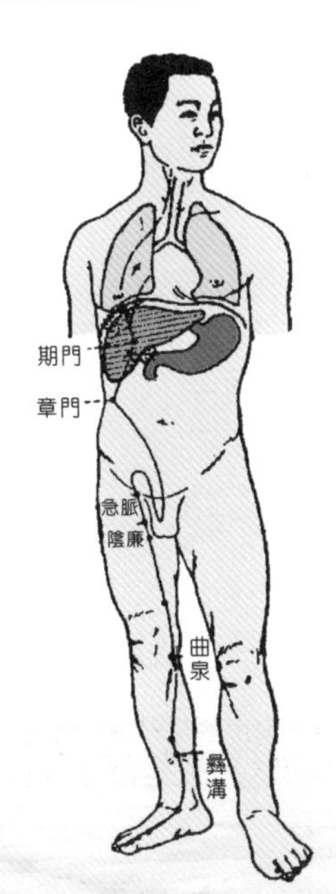
期門
章門
急脈
陰廉
曲泉
蠡溝

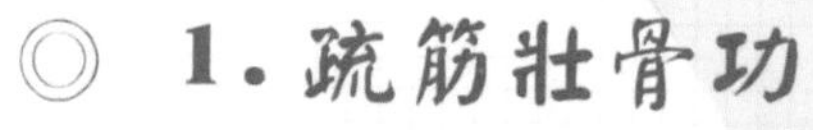

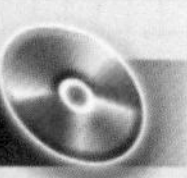

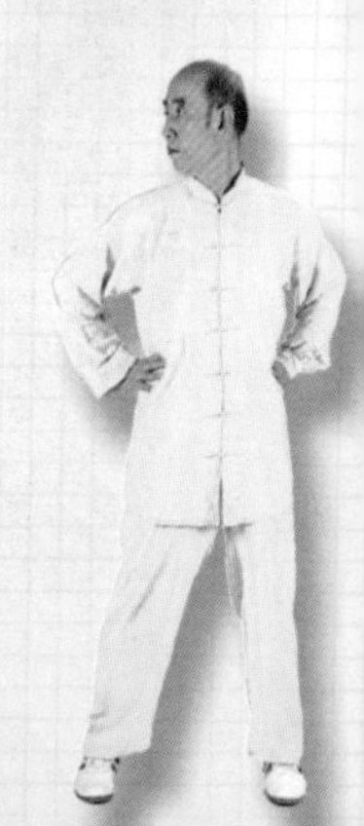

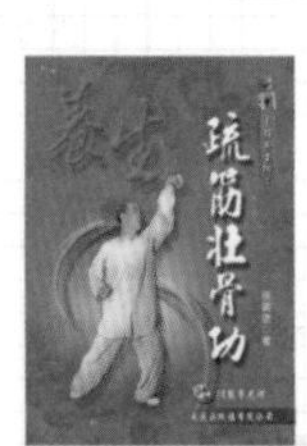

【疏筋壯骨功】是一套預防和治療頸、肩、腰、腿痛、筋力衰弱、不能屈伸、肌肉失養、逐漸消瘦、腰背酸楚、骨弱無力等運動系統疾病的經絡導引動功。其主要特點是：動作舒鬆、幅度宜大、鬆緊結合、緩慢用力、意隨形變、意綿形堅，著重轉體、尤重躬身、強調蹲起，更重膝旋等。經多年的臨床應用和社會實踐，療效顯著，深受中國內外和廣大患者的青睞。

該功法已作為中國《全民健身計劃實施綱要》推廣的功法之一。

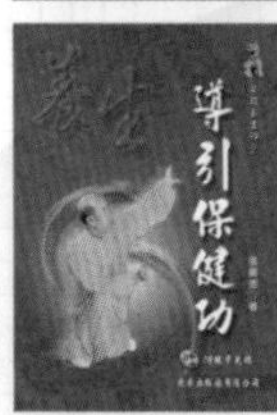

【導引保健功】是一套具有綜合防治意義的經絡導引動功。它是以中醫基礎理論的經絡學說、氣血理論、陰陽五行原理和某些常見病、多發病的病因、病理為依據創編而成的。其主要特點是：意形結合、重點在意、動息結合、著重於息，逢動必旋、逢作必繞，提肛鬆肛、貫與息合，緩慢柔和、圓活連貫等。

該功已推廣、普及到 60 多個國家和地區，強身健體和抵抗衰老的功效顯著，深受廣大群衆和國際友人的歡迎。

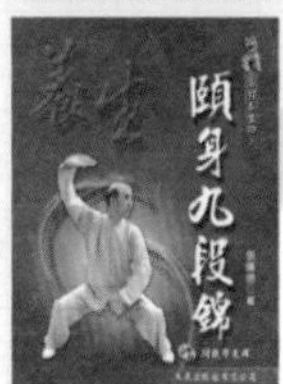

【頤身九段錦】是根據中醫學的經絡學說、氣血理論為指導，創編的養生大法。

其動作簡單扼要、通俗易懂、勢式連貫、協調流暢。在整個練習過程中，要求心息相依、雜念不生、肚腹鼓蕩、鬆實自然、找準穴位、通經活絡。

該「九段錦」既可以坐勢練習，又可取站勢操作。它一方面有助於益氣養肺，在一定程度上防治呼吸系統疾病；另一方面又有助於提高五臟六腑機能，增強機體免疫力、抵抗力。

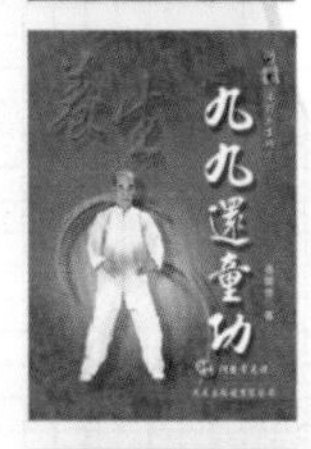

【九九還童功】是全身性運動，全套共有 39 個動作 。練習時在腕踝等十二經絡原穴部位「以指帶針」進行自我按摩，增強經絡氣血運行，加強經絡傳導感應，進行從頭到足的疏導；

強調「靜養」，引導練功者追求人與自然、人與社會和人體與身心的「三和諧」，以淨化大腦，達到調心、調息和調形的目的，是一套具有綜合防治效果和顯著抗衰老作用的經絡導引動功。

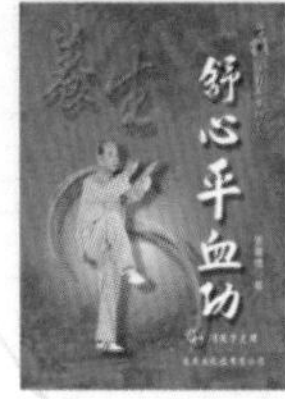

【舒心平血功】是以心血管系統疾病的病因、病理為依據，以中國醫學整體觀，辨症施治和臟腑經絡學說及現代醫學有關理論為指導創編而成的，是一套防治高血壓病、低血壓病、冠心病、心律過速、心律不整、動脈硬化等心血管系統疾病的經絡導引動功，具有有病治病無病強身的顯著效果。

其主要特點是：意形結合、重點在意、動息結合、著重於息、循經取動、強調臂旋、循經取穴、以指帶針、鬆緊結合、鬆觀、鬆貫使末、運動周身、緩寓其中等。

該功法已被選入中國全國普通高校、中醫藥院校及《全民健身計畫實施綱要》的教材中。